Dr ONIMUS

GUIDE PRATIQUE

D'ÉLECTROTHÉRAPIE

RÉDIGÉ D'APRÈS SES TRAVAUX

ET SES LEÇONS

PAR LE Dr E. BONNEFOY

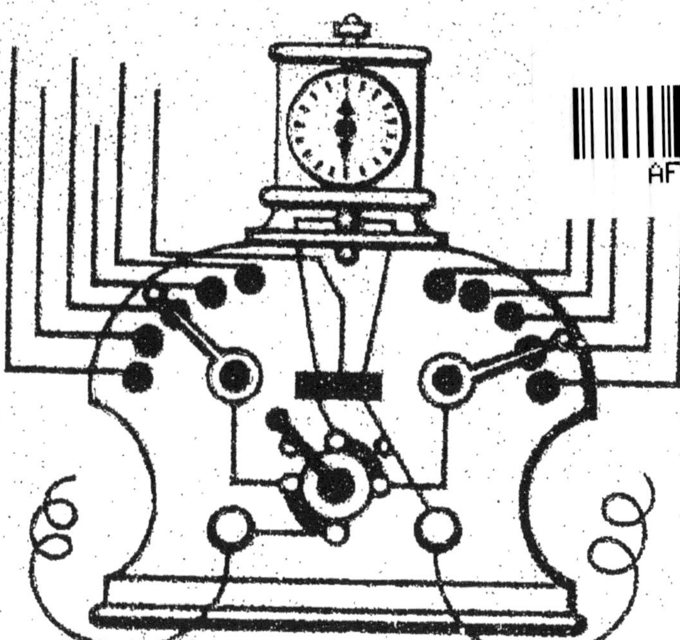

PARIS

G. MASSON, ÉDITEUR

GUIDE PRATIQUE

D'ÉLECTROTHÉRAPIE

GUIDE PRATIQUE

D'ÉLECTROTHÉRAPIE

RÉDIGÉ D'APRÈS LES TRAVAUX

ET LES LEÇONS

DU DOCTEUR ONIMUS

Lauréat de l'Institut (Grand Prix de médecine et de chirurgie de l'Académie des Sciences), etc.

PAR

LE Dr E. BONNEFOY

Avec 91 Figures dans le texte

PARIS

G. MASSON, ÉDITEUR

LIBRAIRE DE L'ACADÉMIE DE MÉDECINE

BOULEVARD SAINT-GERMAIN, EN FACE DE L'ÉCOLE DE MÉDECINE

M DCCC LXXVII

PRÉFACE

Comme l'indique son titre, ce livre est uniquement un résumé pratique des modes d'application des courants électriques. M. le Dr Bonnefoy, en recueillant la plupart des leçons que nous avons faites depuis quelques années à l'École pratique de la Faculté de médecine, a tenu à éliminer toutes les questions théoriques et toutes celles qui comportent de longues discussions. On ne trouvera donc ici ni l'exposé des expériences et des principes d'électro-physiologie, ni des observations cliniques, ni enfin aucune étude critique des travaux publiés, soit en France, soit à l'étranger, sur les applications médicales de l'électricité. Nous avons été obligé de procéder par indications sommaires et par affirmations *a priori*, ce qui est, nous nous hâtons de l'avouer, contraire à notre goût. Nous aurions préféré, pour chaque cas pathologique, indiquer sur quels faits ou sur quel raisonnement nous nous fondons pour conseiller tel ou tel mode opératoire, car, nous répéterons ici ce que nous avons écrit dans notre *Traité d'Électricité médicale* : « Pour que l'électricité puisse devenir un agent thérapeutique méthodique et rationnel, il faut que le médecin sache, avant tout, quelles sont les diverses modifications qu'il détermine dans l'organisme, lorsqu'il applique sur une région quelconque les électrodes d'un appareil électrique. » Mais si les recherches physiologiques et cliniques sont nécessaires pour constituer toute science médicale, et surtout une science aussi nouvelle que l'électrothérapie, les applications pratiques, principalement pour les cas les plus communs, peuvent être faites sur de simples indications, et d'après les conclusions qui découlent des faits déjà observés. Notre but serait donc atteint si cette publication contribuait à rendre service à ceux-là même qui n'ont pu étudier que très-imparfaitement toutes les questions que comporte l'emploi de l'électricité. Les encouragements personnels que nous avons reçus du public médical et la haute récompense que nous avons obtenue de l'Institut, nous font un devoir de consacrer tous nos efforts à répandre les notions utiles de cette science et à la mettre, autant que possible, à la portée de tous.

Aujourd'hui, en effet, ni les préventions des uns, ni les enthousiames exagérés des autres, ne peuvent plus nuire à la propagation de l'emploi de l'électricité comme moyen thérapeutique. Elle n'est plus, comme tant d'autres remèdes, une médication d'engouement ou d'essai ; on peut affirmer qu'elle a passé cette période critique, et que dorénavant son emploi se vulgarisera, à mesure qu'on en connaîtra plus scientifiquement les effets, et qu'on saura mieux en régulariser les actions.

Plusieurs affections ne sont vraiment guérissables que par l'emploi des courants électriques ; pour d'autres, l'électricité, sans être aussi indispensable, hâte singulièrement la guérison ; enfin l'état de beaucoup de maladies incurables est relativement amélioré par ce traitement. Peu d'agents thérapeutiques ont à leur actif autant de titres et une valeur aussi incontestable. Cependant, il faut le reconnaître, l'emploi de l'électricité est encore bien limité, et de toutes parts on rencontre, à son égard, des préventions qui sont difficiles à dissiper. Cette sorte de défiance tient aussi bien aux particularités des phases historiques traversées par l'électrothérapie, qu'à ses effets singuliers sur l'organisme, et aux conditions physiques de son mode d'administration.

Au siècle dernier, lorsqu'on découvrit l'électricité, on crut avoir trouvé en même temps le principe de la vie, car les manifestations étranges de cet agent sur les cadavres et sur les membres paralysés lui donnèrent aussitôt l'apparence d'une panacée universelle. L'illusion ne fut pas de longue durée; comme toujours, on alla d'un excès à l'autre, et l'emploi de l'électricité fut un instant le monopole exclusif des empiriques. Malgré les travaux de savants distingués, cette défaveur dura bien des années, et elle ne se dissipa en partie que lorsque cette science fut de nouveau étudiée et, nous pouvons dire, illustrée par les Magendie, A. Becquerel, Hiffelsheim, Remack, Duchenne (de Boulogne). Grâce à son génie d'observation, ce dernier surtout a fait faire à l'électrothérapie des progrès immenses ; l'œuvre qu'il a laissée est une des plus considérables de notre époque. Sans titre officiel, abandonné à ses propres ressources, en lutte pendant longtemps contre des préventions de toute espèce, Duchenne, jusqu'aux derniers jours de sa vie, a enrichi la science de découvertes importantes. Il a, pour ainsi dire, ouvert une ère nouvelle à l'étude des affections nerveuses et musculaires, et nul mieux que lui n'a montré toutes les ressources que l'on peut tirer de l'emploi de l'électricité. A côté de ses talents personnels et de ses grandes qualités médicales, il a été admirablement secondé, il faut le reconnaître, par cet appareil physique qui, au premier abord, ne paraît utile que pour faire tressaillir des muscles. C'est, en effet, en explorant patiemment la contractilité électro-musculaire que Duchenne est parvenu à grouper certaines affections médullaires mal définies jusqu'à lui, et à distinguer les diverses formes d'atrophies musculaires. A l'aide de ces détails d'exploration électrique et de ces caractères spéciaux qui paraissaient insignifiants aux autres médecins, il a su remonter aux lois générales et, par voie de synthèse, reconstituer l'ensemble et la nature réelle d'un grand nombre d'affections.

Avec son talent d'observateur, combien devait lui être utile cet instrument physique, qui lui donnait toujours des indications précises, et sur lesquelles ne peuvent influer ni l'imagination, ni les idées préconçues. Pour beaucoup de maladies du système nerveux, l'examen de la contractilité électro-musculaire est en effet un moyen des plus exacts de diagnostic, et l'on pourrait presque dire que ce procédé remplit vis-à-vis de ces affections le rôle important que l'auscultation et la percussion ont acquis, dans le diagnostic et dans le pronostic des affections pulmonaires et cardiaques. Aujourd'hui, grâce à la comparaison que nous pouvons faire, de l'action des différentes formes de courants électriques sur l'organisme, nous arrivons, dans beaucoup de cas, à établir le diagnostic avec une certitude absolue.

— Il existe contre l'électrothérapie deux préjugés que l'on rencontre à chaque instant. L'un qui veut, à tout prix, que l'électricité soit un agent mystérieux, dont les effets ne peuvent jamais être étudiés et connus. La vérité est, qu'il y a, au contraire, peu d'agents thérapeutiques dont le mode d'action soit mieux connu et analysé. On sait, en effet, en grande partie comment il agit sur la circulation, sur les muscles et sur le système nerveux. Mais on hésite toujours à l'assimiler aux autres agents thérapeutiques, et l'on persistera longtemps encore à en faire une chose à part et qui ne peut être employée qu'exceptionnellement. Ce n'est qu'à bout de ressources, et après avoir épuisé tous les autres remèdes, qu'on songe aux courants électriques, et l'on dirait que leur rôle est uniquement de guérir les maladies dites incurables, tandis que leur influence est incontestable dans un grand nombre d'affections communes où leur emploi serait plus simple et plus avantageux que les autres médications. L'électricité n'est pas un spécifique, et ne doit pas être réservée pour des cas exceptionnels ; c'est un des agents les plus puissants que nous ayons pour modifier la nutrition intime des tissus, les circulations locales, les atrophies ou les contractures des muscles, les irritations ou les paralysies du système nerveux. Dans tous ces cas, il peut rendre de grands services comme agent principal ou comme adjuvant; mais encore une fois, ce n'est point par une influence occulte que l'électricité agit et guérit, c'est uniquement par les phénomènes chimiques et physiologiques qu'elle détermine dans l'organisme.

L'autre préjugé, et le plus répandu, même parmi les médecins, est que l'électricité sous toutes ses formes est le plus violent et le plus dangereux des excitants. Cela peut être vrai dans certaines conditions, mais cela est absolument erroné dans la majorité des cas : car les courants électriques agissent souvent comme un sédatif très-puissant, et loin d'amener des effets d'excitation, ils ont une action calmante remarquable. Nous l'affirmons, *rien n'est moins dangereux que l'électricité*, à la condition expresse qu'on s'attache à l'appliquer rationnellement, et selon les affections, en employant les courants qui sont indiqués. Le plus souvent, cela est facile et surtout pour les maladies nettement définies; mais, nous le reconnaissons, dans les cas délicats, cela devient d'une grande difficulté. La variété d'action des courants électriques selon leur nature, selon leur direction, selon leur durée d'application, selon leur intensité, devient une première cause d'embarras. Une seconde cause est la difficulté, dans bien des cas, d'un diagnostic absolument précis, car il ne suffit plus ici d'entrevoir la maladie, il faut en reconnaître la cause et la nature intime. Que de variétés, par exemple, dans les névralgies, même dans une seule de leurs formes, la sciatique! Eh bien, le traitement doit être modifié selon les symptômes, selon que l'affection est récente ou ancienne, selon qu'il y a ou qu'il n'y a pas altération consécutive des muscles, selon le siége des douleurs, etc. Et malheureusement, pour toutes ces circonstances, il est impossible de poser *a priori* des règles fixes ; on ne peut que tracer des indications générales.

Un second élément qui échappe complétement à des lois fixes est le malade même; rien, en effet, n'est plus variable que la tolérance des malades pour les courants électriques ; l'un éprouvant certains effets qu'un autre malade, dans des conditions en apparence identiques, éprouvera avec un courant deux, trois, quatre fois moins fort. Aussi est-il impossible de déterminer d'une façon exacte, au moins pour certaines personnes, la durée et quelquefois même la direction du courant. Il y a presque pour chacun, dans les premiers jours, un essai à faire, et c'est dans ces cas que rien ne peut suppléer à la pratique et à l'observation personnelle.

Nous ajouterons même qu'il est important de tenir compte du moment où l'on fait les applications électrothérapiques, et que les indications sont souvent différentes selon les symptômes du moment. Entre plusieurs exemples, nous citerons le suivant, parce qu'il est des plus remarquables. Nous avons vu récemment un médecin appliquer, avec une persévérance qui fut funeste au malade, un courant ascendant assez intense dans un cas d'ataxie locomotrice, et cela pendant une poussée excessivement forte, accompagnée de fièvre, et de toutes les manifestations d'un état aigu. Il agissait ainsi d'après des indications contenues dans notre *Traité d'électricité médicale*, et qui avaient été mal interprétées. Nous n'avons jamais pu supposer, en effet, que l'on fît ces applications dans des conditions pareilles, et si, malgré l'état aigu, on avait voulu dans ce cas se servir des courants électriques, c'est évidemment un courant moyen, de direction opposée, qu'il eût fallu employer. En thérapeutique comme ailleurs, l'*opportunisme* joue un grand rôle, et surtout dans l'emploi des courants électriques.

Nous sommes partisan convaincu de la médecine expérimentale, mais nous avouons volontiers que tous les faits cliniques ne peuvent être expliqués et surtout dominés par les faits physiologiques ; non qu'il y ait contradiction entre eux, mais parce que les conditions où ils se produisent ne sont plus les mêmes. Les causes d'irritation du système nerveux, chez un malade, sont souvent différentes de celles que nous pouvons déterminer chez un animal sain, et, par conséquent, ce qui s'applique à un cas ne saurait convenir à l'autre. Aussi, si les lois peuvent être absolues pour les phénomènes physiologiques, elles ne peuvent plus l'être pour les faits cliniques. Il est, par exemple, vrai et toujours vrai que chez les animaux mis en expérience, le courant continu descendant diminue l'excitabilité de la moelle, mais cela pourra être moins absolu chez les malades. Certes, la loi physiologique nous donne des indications importantes, qui doivent servir de base à toute application thérapeutique, et qui sont exactes dans la majorité des cas; mais l'irritation médullaire pourra dépendre, dans les états pathologiques, de bien des causes, et l'une ou l'autre de ces causes pourra amener des modifications telles que la loi physiologique cessera d'être applicable. Les lois cliniques n'ont donc jamais le même degré de certitude que celles qui résultent des recherches physiologiques, et, par conséquent, les préceptes que nous avons formulés dans cet ouvrage ne sont exacts qu'autant que des principes de thérapeutique peuvent l'être.

Mais, ces réserves faites, nous espérons avoir donné aux médecins des indications utiles et pratiques, et qui leur serviront dans les nombreux cas où l'électricité trouve son application thérapeutique.

Dr Onimus.

GUIDE PRATIQUE

D'ÉLECTROTHÉRAPIE

COURANTS DE LA PILE

Courants continus ou constants

De la pile en général. — Si l'on met en présence des métaux et des liquides différents, il se produit, selon les dénominations usitées, une décomposition du fluide neutre : le fluide positif se porte sur l'un des métaux, le fluide négatif se porte sur l'autre ; on a, en un mot, production d'électricité dynamique. Si nous prenons une lame métallique formée par la réunion d'un morceau de zinc et d'un morceau de cuivre (fig. 1), et si nous plongeons ses deux extrémités dans de l'acide sulfurique étendu d'eau, la force électromotrice sépare

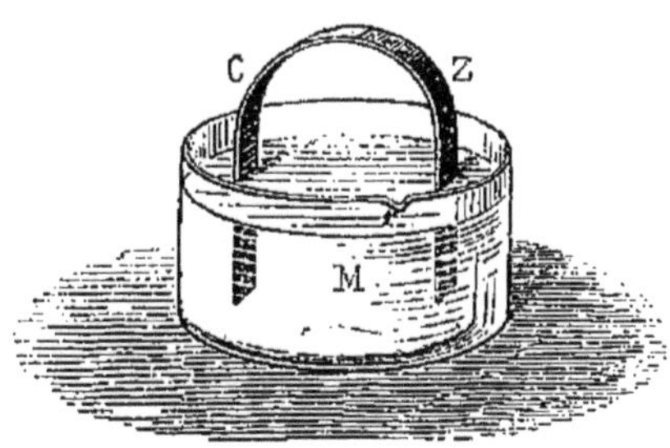

Fig. 1.

les deux électricités : le zinc Z prend la tension positive et le cuivre C prend la tension négative.

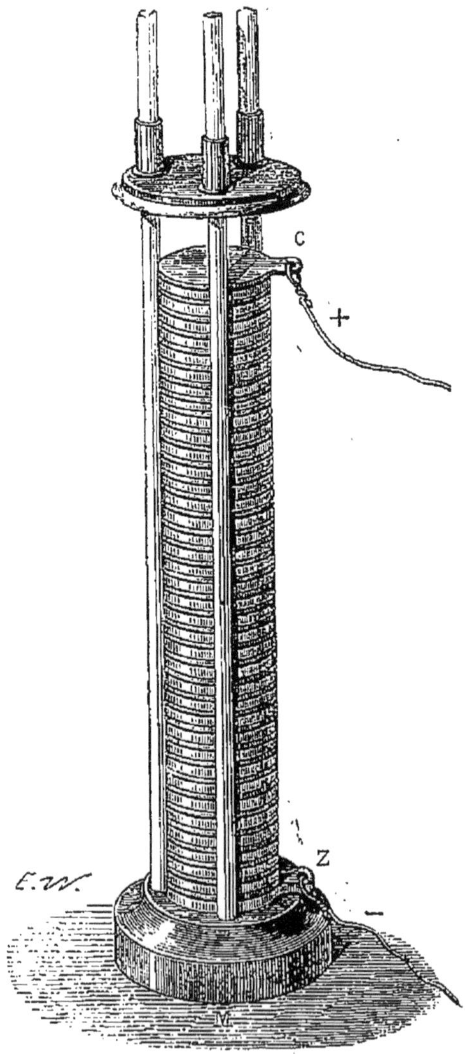

Fig. 2. — Pile de Volta.

C'est sur cette propriété physique que, vers la fin du XVIIIe siècle, Volta construisit la pile qui porte son nom. Cette pile est formée par la superposition d'un certain nombre de couples formant une colonne. Chaque couple se compose d'un disque de cuivre C (fig. 2) et d'un disque de zinc Z séparés par une rondelle de drap, imbibée d'un acide capable d'agir chimiquement sur le zinc.

Si l'on met en contact en les superposant, un grand nombre de ces couples, on réunit les électricités développées par chacun d'eux ;

l'électricité positive se porte sur le cuivre C et la négative sur le zinc Z.

Ce phénomène n'est pas dû, comme l'a cru Volta, au simple contact de corps hétérogènes, mais bien aux actions chimiques qui se passent dans ces corps mis en présence, et l'on peut dire d'une manière générale que toute action chimique est accompagnée de phénomènes électriques.

Puisque l'action chimique est la source de l'électricité dégagée par un couple métallique, on doit évidemment chercher à associer deux métaux dont l'un soit fortement attaqué, et dont l'autre ne soit point attaqué. Plus la différence d'action chimique sur ces deux métaux sera grande, plus la quantité d'électricité sera considérable. Le zinc est, en général, le métal que l'on emploie pour être attaqué, et pour le métal le moins attaquable on emploie le cuivre, le platine et enfin le charbon.

De la quantité et de la tension. — La quantité d'électricité produite en un temps donné est proportionnelle à l'intensité de l'action chimique que subit le métal attaqué. Cette quantité dépendra donc de la surface des métaux et de l'énergie des liquides excitateurs. La nature de l'action chimique influe en même temps sur l'intensité de l'électricité ; car, dans les différentes actions chimiques qui se produisent, une partie des électricités développées se recombine immédiatement ; celle qui reste libre, et qui s'accumule aux pôles, possède nécessairement une intensité dépendant de la manière dont les molécules se sont groupées dans les mouvements dont les anime l'action chimique.

Les électricités qui s'accumulent aux pôles ont

une tendance à s'unir à travers le couple même. Cette recomposition des deux fluides sera d'autant plus difficile, que les fluides accumulés aux deux pôles éprouveront plus de résistance à travers le liquide et les métaux qui composent le couple. Plus cette résistance sera grande, plus la *tension* sera forte.

Lorsqu'on réunit plusieurs couples (fig. 3), la résistance intérieure qui s'oppose à la réunion des

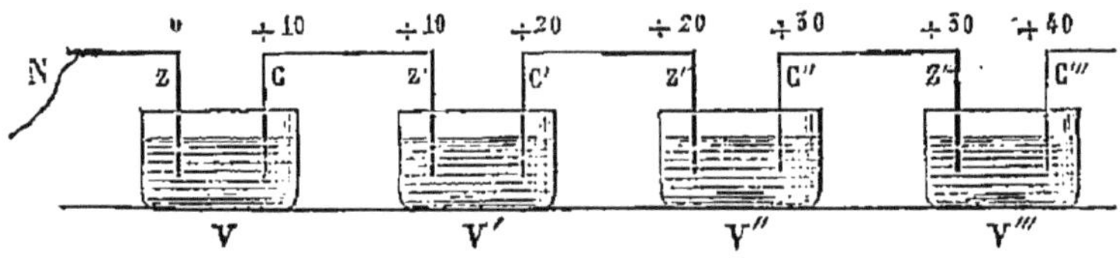

Fig. 3.

fluides accumulés aux pôles sera encore plus considérable qu'avec un seul couple, puisque chaque nouveau couple vient apporter la même somme de résistance ; donc, lorsque plusieurs couples sont réunis, la tension augmente, et elle augmente avec le nombre des éléments. Il faut pour cela que les pôles de chaque élément soient en contact avec les pôles contraires de l'élément suivant : le zinc, par exemple, avéc le cuivre, comme cela est représenté dans la figure 3.

La *quantité* d'électricité et la *tension* ne sont donc point deux termes synonymes, comme quelques personnes peu initiées aux sciences physiques le supposent quelquefois : l'une, en effet, est proportionnelle à l'intensité de l'action chimique, l'autre est en rapport avec la résistance intérieure de la pile, et avec le nombre d'éléments employés.

Une série d'éléments réunis en tension ne donne pas plus de quantité qu'un seul élément, mais elle permet de surmonter des résistances extérieures et d'obtenir des effets impossibles à réaliser avec un seul élément. Plus on aura d'éléments, plus la force électrique aura de puissance ou de tension pour se frayer un passage et pour imprimer des modifications mécaniques aux molécules des corps qu'elle traverse.

Si, par exemple, nous supposons une série de locomotives dont la force motrice, pour chacune, peut produire un trajet de dix kilomètres, toutes ces locomotives, reliées entre elles, ne parcourront exactement que les dix kilomètres. Mais si, pendant ce trajet, elles ont des masses considérables à traîner, elles produiront ce travail bien plus facilement si elles sont nombreuses que s'il n'y en a qu'une, et plus il y aura de locomotives, plus facilement les masses seront enlevées, ou, ce qui revient au même, plus facilement les résistances seront surmontées.

Il en est de même pour la pile. Quel que soit le nombre d'éléments employés, la quantité d'électricité produite ne varie pas, mais la tension augmente ou diminue, suivant que le courant provient d'un plus grand ou d'un plus petit nombre de couples. C'est cette tension qui permettra de surmonter des obstacles considérables, alors qu'il serait impossible d'obtenir ce résultat avec un petit nombre d'éléments, quoique, dans ce dernier cas, la quantité d'électricité produite soit la même; car il est important de le remarquer et nous verrons la conséquence de ce fait, non-seulement la tension permet au flux électrique de se combiner à travers les corps interposés entre les rhéophores, mais une fois la résistance vaincue, elle agit encore sur ces corps en forçant les molécules à prendre une certaine orientation, et facilite en même temps les actions chimiques qui ont lieu dans les tissus.

De l'action chimique de la pile. — Lorsque dans un liquide contenant un sel en dissolution, on plonge les deux pôles d'une pile, le sel ne tarde pas à être décomposé ; l'acide se porte sur le pôle positif, la base sur le pôle négatif.

La quantité chimique d'une pile est évaluée par le voltamètre, petit appareil qui se compose d'un vase de verre traversé par des fils métalliques dont les extrémités sont en platine (fig. 4). Ces fils sont isolés l'un de l'autre et sont mis en communication par leur partie extérieure avec les électrodes d'une pile. Le vase contient de l'eau, et dès que le circuit est fermé, on voit partir de chaque point des fils de platine de petites bulles de gaz que l'on recueille dans des éprouvettes placées au-dessus. L'hydrogène se dégage au pôle négatif, l'oxygène au pôle positif. Selon la plus ou moins grande quantité de ces gaz qui se dégage dans un temps donné, on peut juger des effets chimiques d'une pile.

Si au lieu de la solution, on expérimente sur des substances organiques, on voit un phénomène identique se produire ; sur des muscles détachés du corps et soumis à un courant, on obtient, du côté de l'électrode positive, des acides sulfurique, phosphorique, chlorydrique et azotique, et du côté du pôle négatif, des alcalis, de la potasse, de la soude, de l'ammoniaque.

Cette action décomposante des tissus a été utilisée en chirurgie surtout. On peut, en effet, et cela se conçoit *a priori*, au moyen de courants assez énergiques, décomposer les sels qui se trouvent dans les tissus, et obtenir, au pôle positif, une cautérisation due aux acides qui viennent s'y rendre, et au pôle négatif, une cautérisation faite par les alcalis.

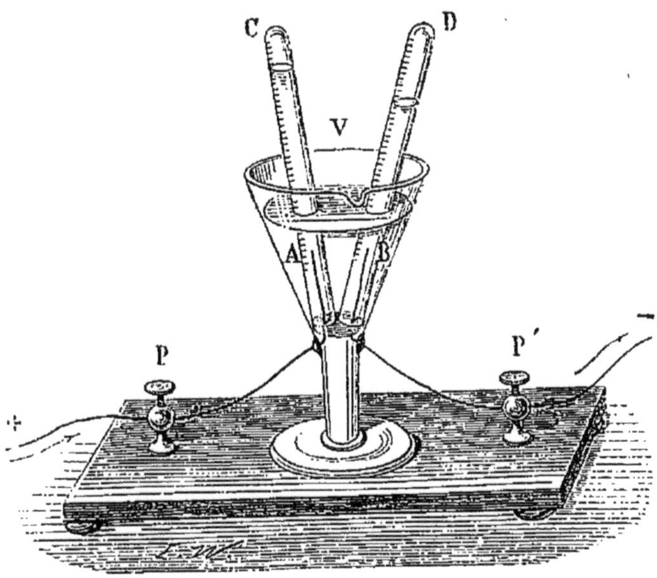

Fig. 4. — Voltamètre.

On verra, dans la partie chirurgicale de ce traité, les avantages que l'on peut tirer de cette propriété électrolytique.

Enfin, il est deux autres principes très-importants à retenir pour le médecin.

Le premier est que le métal le plus attaqué prend toujours l'électricité négative. Comme il est nécessaire, pour les applications thérapeutiques, de connaître la direction des courants, il suffit, pour bien distinguer le signe des pôles, de se rappeler ce principe général.

Le second principe consiste en ce fait, que la quantité d'électricité que donne un seul couple est la même que celle que donnent plusieurs couples égaux réunis entre eux par leurs pôles contraires.

Des conditions de constance. — La pile voltaïque s'affaiblit assez vite lorsque son circuit est fermé. Cette diminution peut provenir en partie de l'altération du liquide sous l'influence de l'action chimique, mais elle provient surtout des dépôts qui se forment sur les lames métalliques et qui donnent lieu à des courants secondaires se dirigeant en sens inverse de celui de la pile et le détruisant en partie. Enfin, ces couches déposées, surtout lorsqu'elles sont gazeuses, ont encore pour effet de séparer les lames métalliques du liquide, ce qui ralentit l'action chimique et forme un obstacle au passage de l'électricité du liquide dans le métal, ou réciproquement.

Dans plusieurs piles. on a entouré le métal non attaqué, de liquides propres à absorber les gaz qui viennent ainsi se rendre à l'un des pôles, et qui par leur présence diminuent l'intensité de la pile. C'est cet usage que remplit l'acide azotique dans la pile de Bunsen.

Dans cette pile (fig. 5), le zinc plonge dans de l'eau acidulée par l'acide sulfurique et le vase poreux reçoit le charbon et l'acide azotique. On peut également remplacer l'acide azotique, dont les vapeurs sont si désagréables, par une solution de bichromate de potasse. Cette dernière modification constitue la pile de Grenet.

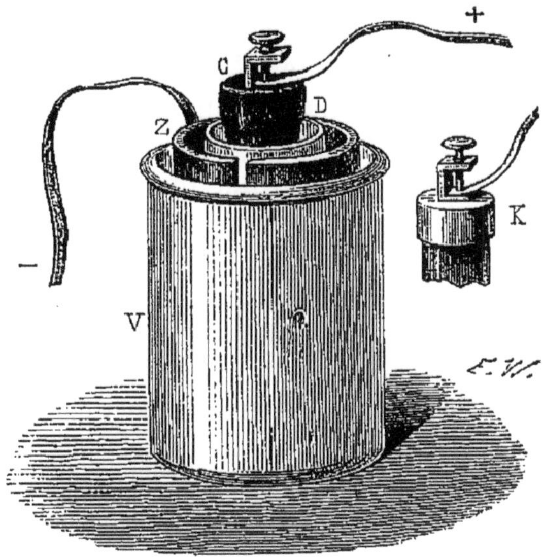

Fig. 5. — Pile de Bunsen.

Les conditions nécessaires pour qu'une pile soit constante sont donc :

1° Que le dégagement des gaz soit évité;

2° Qu'il n'y ait point, autant que possible, de changement chimique dans les liquides de l'élément;

3° Que les surfaces métalliques ne soient point altérées par le dépôt de métaux nuisibles.

La constance est une condition des plus importantes dans les piles employées en médecine. Il est en effet nécessaire que le médecin soit certain, à chaque moment de la force du courant qu'il emploie. De plus, la tolérance des courants, et par suite leur action thérapeutique varie beaucoup d'un individu à un autre. Dans les premières séances, on est très-souvent obligé de faire des tâtonnements pour savoir le nombre d'éléments que supporte le malade, ou même l'intensité du courant qu'il est utile d'employer pour obtenir des résultats avantageux. On conçoit ainsi la nécessité d'une pile absolument constante, car ces premiers tâtonnements ne doivent pas être répétés chaque jour. Certainement qu'avec des rhéostats bien construits, on peut arriver à obtenir un courant qui, chaque fois, aura la même intensité ; mais ce sont là des procédés longs, délicats et réellement fastidieux en pratique. La chose la plus simple et la plus facile, est d'avoir une pile constante, et, sous ce rapport, la pile au sulfate de cuivre est de beaucoup supérieure aux autres.

DES DIFFÉRENTES PILES

Les piles le plus généralement employées en médecine se présentent sous des formes bien différentes, mais elles ne sont, en somme, que des modifications des types initiaux, modifications destinées à obtenir des conditions de constance, de solidité et de commodité, que ne possédaient point les premiers appareils. Ces piles se rangent naturellement en plusieurs catégories, suivant les agents chimiques qui entrent dans leur composition. C'est l'ordre que nous suivrons dans leur description.

Piles aux sels de mercure

ÉLÉMENT DE MARIÉ-DAVY. — Les éléments de Marié-Davy aux sels de mercure sont, l'un au bisulfate de mercure, l'autre au protosulfate. Ces deux éléments renferment chacun une lame de zinc et un morceau de charbon. L'avantage qu'ils présentent, c'est que pendant l'action de la pile, le zinc se trouvant en présence du mercure libre, s'amalgame de lui-même et constamment. Les produits de la décomposition du sulfate de mercure sont de l'acide sulfurique, de l'oxygène, dont s'empare l'hydrogène naissant, du mercure métallique et un oxyde de mercure qu'on trouve au fond du vase poreux.

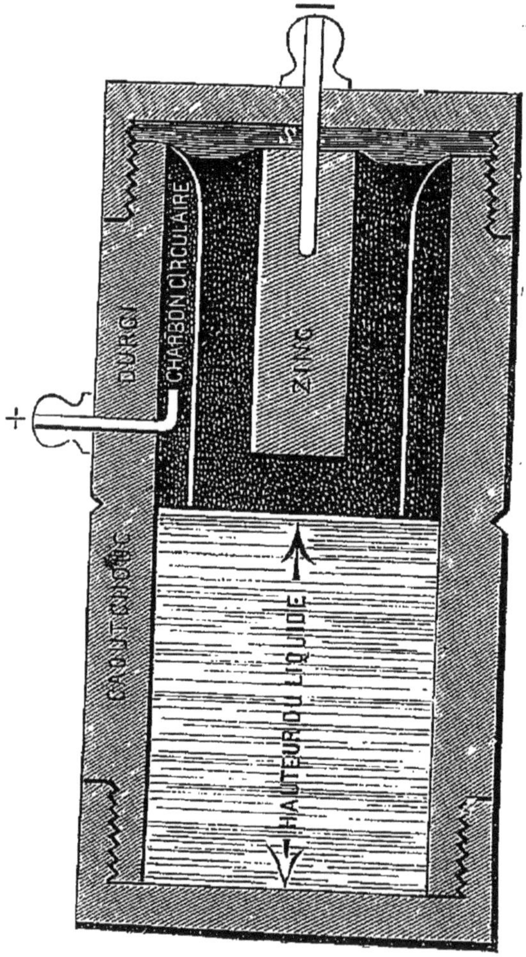

Fig. 6.

Le bisulfate de mercure est plus soluble que le protosulfate, et comme il renferme en même temps plus d'acide sulfurique, l'élément au bisulfate est bien plus intense et offre, à un moment donné, une plus grande quantité d'électricité que l'élément au protosulfate.

Aussi cet élément est-il employé en médecine, surtout pour les appareils induits.

PILE HERMÉTIQUE DE TROUVÉ. — Cette pile est formée (fig. 6) d'un couple zinc et charbon renfermé dans un étui de caoutchouc durci fermant hermétiquement. Le zinc et le charbon n'occupent que la moitié de l'étui, l'autre moitié est occupée par le liquide excitateur (eau et bisulfate de mercure).

Tant que l'étui conserve sa position ordinaire, le sommet en haut, le fond en bas, l'élément ne plonge pas dans le liquide : il n'y a pas production d'électricité. Mais, dès que l'étui est renversé, le couple charbon et zinc plonge dans le liquide, et il y a aussitôt dégagement d'électricité qui se continue jusqu'à épuisement complet du liquide excitateur.

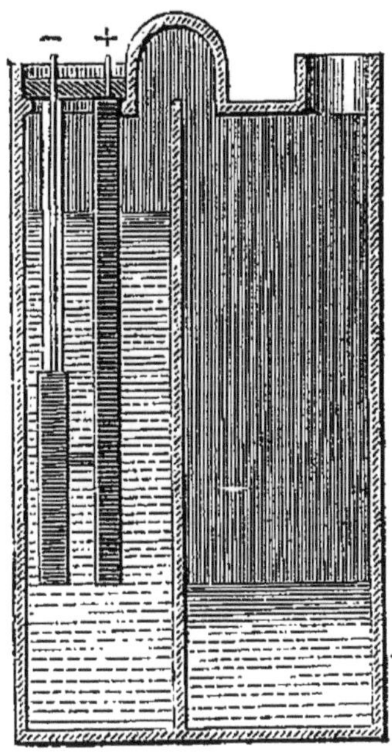

Fig. 7.

PILE FAUCHER. — Cette pile se compose essentiellement d'un vase de porcelaine émaillée, de forme rectangulaire ; il est divisé intérieurement en deux compartiments égaux par une cloison verticale présentant une échancrure à sa partie supérieure (fig. 7). Le liquide excitateur occupe un des compartiments, et la pile proprement dite, c'est-à-dire le couple zinc et charbon, occupe l'autre compartiment. En inclinant le vase dans le sens du couple, le liquide excitateur pénètre dans le second compartiment et par son contact avec ce couple, donne lieu à une production d'électricité. Si l'on veut empêcher la production de l'électricité, on n'a qu'à incliner le vase en sens inverse et le liquide revient dans le premier compartiment :

toute action chimique est alors suspendue. Grâce à cette ingénieuse disposition, la pile peut être chargée longtemps d'avance, et, de plus, le liquide n'étant en contact avec le zinc que pendant la durée du passage du courant, il ne s'épuise que lentement et l'on peut faire un long usage de la pile sans avoir à la renouveler.

Ajoutons à tous ces avantages qu'elle est d'un transport facile grâce à son petit volume, et qu'elle peut être appliquée à tous les appareils d'induction. On l'a également employée pour des appareils à courants continus, mais elle a trop d'action chimique pour cet usage.

Nous avions, il y a quelques années, employé pour des appareils à courant continu la pile au protosulfate de mercure, en séparant le charbon et le cylindre de zinc par de la sciure de bois mouillée d'eau contenant 2 à 3 pour cent de sulfate de zinc; depuis nous avons complétement renoncé à cet appareil. MM. Rumkhorff et Morin ont également construit des appareils à courants continus avec les piles au sulfate de mercure; mais ces piles ont une action chimique trop considérable pour pouvoir être employées dans les applications des courants continus.

Piles au chlorure d'argent

La pile au chlorure d'argent a été imaginée par M. E. Becquerel et par M. Marié-Davy; le modèle construit par M. Gaiffe se compose d'une lame de zinc Z (fig. 8 et 9) et d'une lame de chlorure d'argent fondu Y enveloppée de toile, contenues dans un flacon GHST en caoutchouc durci, qui se ferme hermétiquement à l'aide du bouchon à vis GH. Des crampons V, V', sur lesquels s'accrochent les lames Z, Y, portent les courants à l'extérieur du flacon.

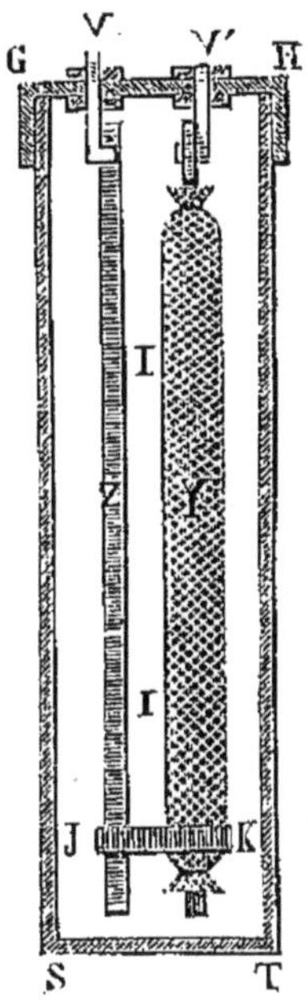

Fig. 8.

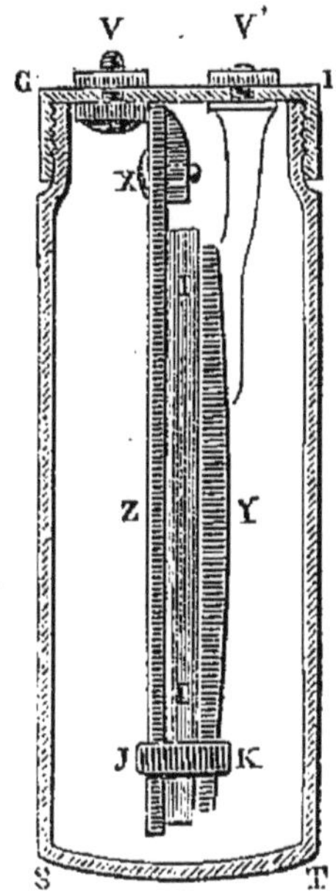

Fig. 9.

Un coussin formé de six ou huit feuilles de papier buvard, destiné à contenir dans ses pores le liquide excitateur, remplit l'espace H et maintient les lames à un écartement convenable. Un lien JK en caoutchouc serre les lames et le coussin de papier. Le liquide excitateur est de l'eau distillée contenant environ 3 pour cent de chlorure de sodium.

Pour recharger la pile, il faut dévisser le couvercle de chaque couple, enlever le lien FK, desserrer un peu la vis X qui attache le zinc, retirer celui-ci ainsi que le coussin de papier II, remplir la cuvette V de chlorure d'argent pur en poudre, après avoir préalablement enlevé le résidu du chlorure usé, remettre un coussin de papier neuf et un zinc également neuf et bien amalgamé, resserrer la vis X, replacer le lien de caoutchouc, tremper les lames dans le liquide excitateur pour imbiber le papier et le chlorure d'argent, enfin revisser le couvercle en le serrant légèrement.

Piles au chlorhydrate d'ammoniaque

PILE DE LÉCLANCHÉ. — Cette pile se compose d'un vase extérieur en verre (fig. 10), d'un bâton ou d'une lame de zinc, d'un prisme de charbon entouré d'un mélange de peroxyde de manganèse et de coke concassé. Ce mélange est enfermé dans un vase poreux.

La pile se charge en versant dans le vase intérieur une solution concentrée de chlorhydrate d'ammoniaque, jusqu'aux deux tiers de sa hauteur environ. En mettant dans le vase un excès de sel, il entre en dissolution au fur et à mesure de l'usure. Au moment où l'on ferme le circuit, on obtient les réactions suivantes : l'eau et la solution de chlorure d'ammoniaque se décomposent, le chlore se combine avec le zinc, l'hydrogène est absorbé par l'oxygène du peroxyde de manganèse, et l'ammoniaque est mise en liberté. Celle-ci est d'abord saturée par l'eau ; mais, dès que l'eau en est saturée, l'ammoniaque s'échappe dans l'atmosphère.

Cette pile n'use que lorsque le circuit est fermé.

Quels que soient le nombre et la durée des expériences, elle fournira un travail dont la durée

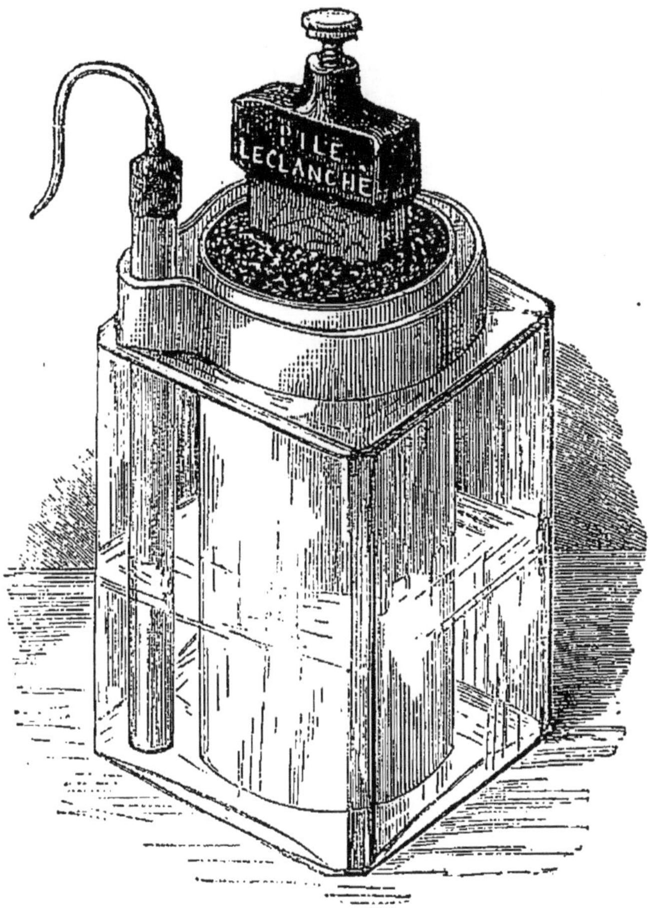

Fig. 10.

totale sera de 120 à 130 heures, sans avoir besoin d'être rechargée.

Cette pile se polarise facilement, mais ce n'est pas seulement cet inconvénient qui nous l'a fait rejeter pour les appareils à courants continus, c'est principalement l'intensité de son courant, car les

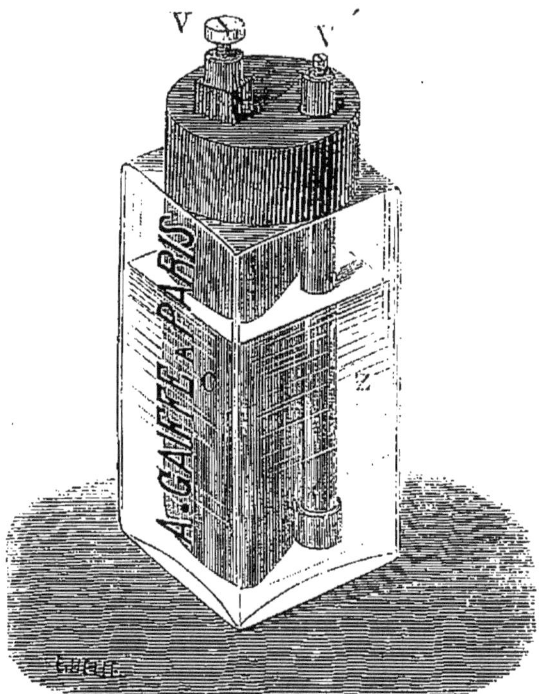

Fig. 11. — C, prisme de charbon poreux ; Z, bâton de zinc amalgamé ; V, V', vis de pression qui servent à établir les communications des couples entre eux.

piles de ce genre, même à petite surface, ont une action chimique encore trop considérable.

PILE AU CHLORHYDRATE D'AMMONIAQUE ET AU SESQUIOXYDE DE FER DE CLAMOND ET GAIFFE (fig. 11). — Ce couple se compose d'un prisme ou d'un agglomérat de charbon et d'un bâton ou lame de zinc amalgamé. Pour le charger, on dépose dans les pores du charbon du sesquioxyde de fer, et on remplit aux deux tiers d'une solution concentrée de chlorhydrate d'ammoniaque, le vase qui contient les éléments du couple.

Ce couple, dont la théorie est la même que celle du couple Leclanché, ne diffère de ce dernier que par la substitution du sesquioxyde de fer au peroxyde de manganèse.

Ce nouveau dépolarisateur ne s'épuise pas; il a la propriété de reprendre à l'air, pendant les temps de repos, l'oxygène qu'il a abandonné pendant la marche de la pile.

Par suite, l'entretien de la pile se réduit à remplacer de loin en loin la solution de chlohrydrate d'ammoniaque et le zinc.

Le couple au sesquioxyde de fer ne s'use pas lorsque son circuit est ouvert.

L'action chimique du courant est extrêmement faible et sa constance est très-grande. Dans les applications médicales, une batterie portative peut fournir 2 ou 3 heures, et une batterie de couples moyens peut fournir 8 ou 10 heures de travail journalier sans qu'il y ait polarisation et affaiblissement du courant.

Piles au sulfate de cuivre

ÉLÉMENT DE DANIELL (fig. 12). — La pile de Daniell est formée par deux métaux et deux liquides différents. Les deux métaux sont, d'une part, le zinc et le cuivre, et les deux liquides sont l'eau acidulée par l'acide sulfurique et une solution de sulfate de cuivre. Il n'y a pas d'action chimique tant que le circuit est ouvert ; mais dès qu'il est fermé, le zinc est attaqué par l'acide, et il se forme du sulfate de zinc ; l'hydrogène de l'eau décomposée arrive dans la solution de sulfate de cuivre, s'empare de l'oxy-

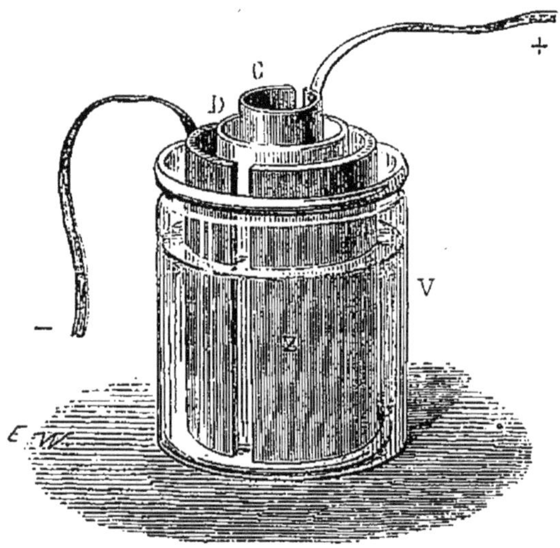

Fig. 12.

gène de l'oxyde de cuivre, et le cuivre se dépose sous forme pulvérulente sur la lame de cuivre.

Pour obtenir une action constante, on fait plonger dans le vase poreux où se trouvent le cuivre et la solution de sulfate de cuivre des cristaux de ce sel, destinés à saturer la solution à mesure qu'elle se décompose sous l'influence de l'action chimique.

ÉLÉMENT DE SIEMENS ET HALSKEL (élément de Remak). — L'élément de Remak n'est autre que la pile de Daniell modifiée. On emploie absolument les mêmes métaux et les mêmes liquides, seulement la

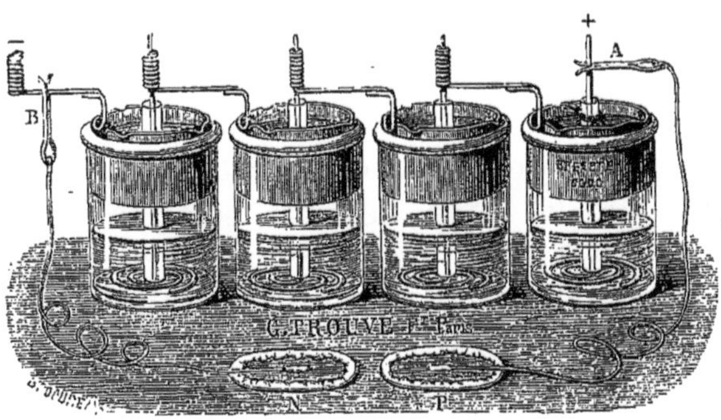

Fig. 13. — Pile Callaud et Trouvé.

disposition du vase poreux est modifiée, car au lieu de former un cylindre, la terre poreuse est placée horizontalement et forme une sorte de couverte au-dessus du cuivre. Les résistances dans l'élément sont, de plus, augmentées par l'interposition d'une masse de papier mâché entre le cuivre et le zinc.

ÉLÉMENT DE CALLAUD (fig. 13). — Ce n'est encore qu'une modification de la pile de Daniell; car elle n'en diffère que par l'absence de vase poreux. Cet élément se compose d'un vase extérieur en verre, d'un fil ou lame de cuivre qui descend au fond du vase; d'un cylindre de zinc, qui tapisse le tiers supérieur du vase.

La pile se charge en plaçant des cristaux de sulfate de cuivre dans le fond du vase, et en versant par dessus de l'eau ordinaire jusqu'à ce qu'une partie de la lame de zinc soit baignée par le liquide. Au bout de quelques heures la pile est en action. La densité de la solution cuivrique la maintient au fond du vase en contact avec le cuivre, et l'empêche de se mêler aux couches supérieures du liquide, dans lesquelles plonge la lame de zinc. La figure ci-jointe montre quatre éléments Callaud rangés en tension. Cette pile a l'inconvénient de ne pouvoir être transportée.

La pile dont nous nous servons actuellement pour nos appareils à courants continus est également une simple modification de l'élément Daniell; nous en donnons la description plus loin (p. 39).

APPAREILS A COURANTS CONTINUS

Toutes les piles que nous venons de décrire ont servi à former des appareils à courants continus, et en dehors de la nature de la pile, la disposition de ces appareils, est en général à peu près la même, c'est-à-dire que d'un côté il y a l'agencement des éléments et de l'autre le moyen de graduation.

Ces appareils se divisent naturellement en appareils fixes et en appareils portatifs.

Le type des appareils fixes, ou de cabinet, est une caisse renfermant les éléments reliés entre eux (fig. 14), et communiquant avec un collecteur indépendant.

Les éléments sont tous groupés sur une même surface plane, ou bien quelquefois superposés les uns au-dessus des autres, dans une sorte d'armoire. Cette dernière disposition est la moins commode, car il est plus difficile d'examiner chaque élément, et de bien vérifier les communications des piles d'un étage inférieur avec celles de l'étage supérieur. Dans tout ce qui est appareil électrique, la simplicité est la première des conditions, et il faut absolument sacrifier ce qui est élégant et compliqué à ce qui est commode et solide.

La meilleure installation est de placer dans une case spéciale chaque élément. Ces cases sont faites avec des tiges de bois ordinaire et mince, et isolent chaque élément. On fait ainsi une série de rangées,

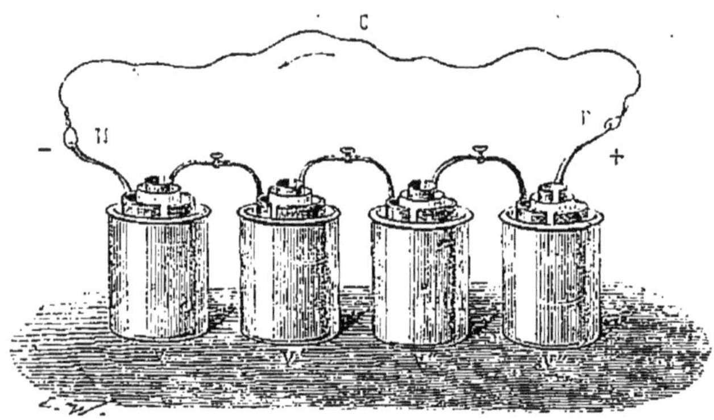

Fig. 14.

et on laisse le tout à découvert, ou si l'on préfère masquer la batterie, on peut recouvrir le tout d'une planche qui prend toute la longueur de l'appareil. Au moyen de fils de cuivre assez gros et recouverts de gutta-percha, on dirige le courant vers un collecteur que l'on peut placer, plus ou moins loin de la boîte qui renferme les éléments, soit sur cette boîte elle-même, soit isolément en un endroit quelconque.

Le collecteur le plus pratique se compose d'une plaque en bois ou en caoutchouc durci, que l'on peut fixer à la muraille. Cette plaque porte des boutons de cuivre disposés en cercle ou en demi-cercle et communiquant chacun avec un certain

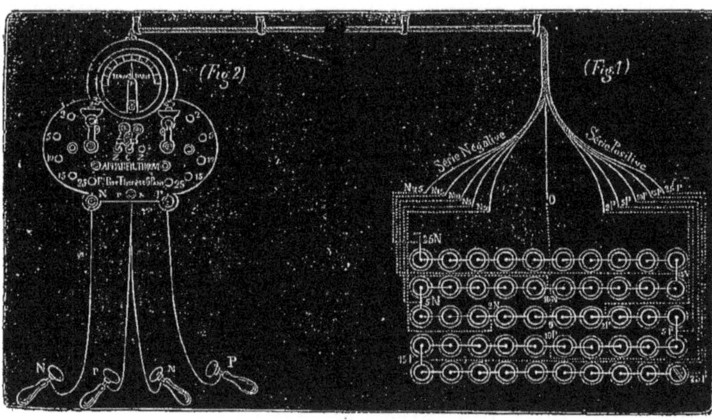

Fig. 15. — Pile et collecteur.

nombre d'éléments de la pile. Une manivelle métallique pivotant au centre du cercle peut se mettre en contact successivement avec chacun des boutons, et permet de donner passage à un courant d'une intensité plus ou moins grande, suivant le bouton avec lequel on le met en contact. On a donné à ce mode de collecteur, lequel du reste a reçu des modifications de peu d'importance, le nom de collecteur vertical. La figure ci-jointe (fig. 15) indique un de ces collecteurs, pour lequel M. Trouvé a fait une modification dans l'arrangement des boutons, de manière que l'on puisse à volonté se servir de la première moitié des éléments ou de la dernière moitié, ce qui ménage l'usure des premiers éléments.

C'est également pour pouvoir employer successivement tous les éléments que M. Gaiffe a construit le collecteur double ci-joint.

La figure 16 représente un collecteur de 48 couples qui prend les couples deux par deux.

Il consiste essentiellement en deux rangées circulaires de boutons numérotés sur lesquels se promènent deux manettes M, M'.

Les deux boutons portant les mêmes chiffres sur les deux cadrans sont reliés métalliquement entre eux ; c'est-à-dire que le bouton n° 0 du cadran de gauche est relié par un fil métallique au bouton n° 0 du cadran de droite ; que le bouton n° 2 gauche est relié de la même manière au bouton n° 2 droite, et ainsi de suite jusqu'aux derniers.

Les boutons n° 0 communiquent avec le pôle négatif du premier couple de la batterie ; les boutons n° 2 communiquent avec le pôle positif du 2me couple et avec le pôle négatif du 3me ; les boutons n° 4 communiquent avec le pôle positif du 4me couple et avec le pôle négatif du 5me, et ainsi de suite jusqu'au dernier bouton qui communique avec le pôle positif du dernier couple ; par cette combinaison, une paire de boutons du même numéro

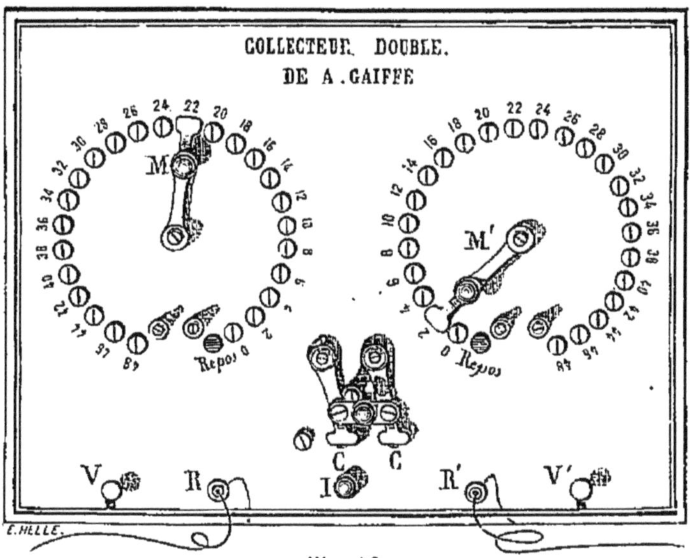

Fig. 16.

est toujours négative par rapport à celles qui précèdent.

La manette M est reliée à la pièce percée R, M' est relié à R'. Les pièces R, R' reçoivent l'extrémité des rhéophores.

Lorsqu'on a besoin de produire des chocs voltaïques, on ajoute au collecteur l'interrupteur I ou le renverseur de courant CC ou quelquefois ces deux organes ensemble.

Il résulte de ce qui précède qu'en plaçant d'abord

les deux manettes sur les 0 et en avançant graduellement l'une des deux jusque sur le n° 48, on introduit dans le circuit tous les couples deux par deux, sans produire d'interruption et avec une augmentation graduelle de tension qui ne provoque pas de choc sensible ; que quelle que soit la position des deux manettes, il ne peut se trouver compris dans le circuit que les couples situés entre les deux numéros sur lesquels elles sont placées, puisque ceux qui sont en deçà de la manette qui est sur le chiffre le plus faible et ceux qui sont au-delà de l'autre manette forment deux séries de couples isolées n'ayant chacune qu'un de leurs pôles en communication avec les manettes et demeurant par conséquent inactives.

Cet isolement facultatif d'un ou de deux segments de la pile situés à ses extrémités fait que lorsqu'on a besoin d'une partie seulement des couples, on peut les prendre aussi bien au commencement qu'au milieu ou à la fin de la batterie. Si, par exemple, on emploie 12 couples pour une opération, on peut les prendre une première fois en mettant l'une des deux manettes sur le n° 0 et poussant l'autre jusque sur le n° 12 ; une seconde fois en mettant les deux manettes sur les n°s 12 et en faisant avancer l'une d'elles jusque sur le n° 24 et ainsi de suite jusqu'au bout de la batterie pour recommencer ensuite par les premiers.

On évite ainsi d'user rapidement les premiers couples, ce qui arrive forcément avec la plupart des collecteurs, puisqu'avec ceux-ci. quel que soit le nombre des couples qu'on veut employer, il faut toujours commencer par les premiers auxquels on ajoute successivement les autres. Cet inconvénient, néanmoins, n'est pas considérable.

Le collecteur double permet aussi de renverser sans choc et sans déplacement des excitateurs, le sens du courant à travers le patient lorsque l'application de courant alternatif est indiquée. En effet, d'après ce qui est dit plus haut, la manette qui se trouve sur le chiffre le plus faible étant toujours négative par rapport à l'autre, il suffit d'intervertir la position des deux manettes pour que celle qui était d'abord négative devienne positive et que l'autre de positive devienne négative.

Le collecteur double permet enfin de vérifier rapidement tous les couples de la batterie et sans rien démonter, de reconnaître quelles sont les parties en défaut lorsqu'un accident s'est produit. Pour cela, on ne laisse entre les deux manettes qu'un numéro d'intervalle, et on les promène dans les mêmes positions respectives sur toute l'étendue des cadrans. Dans ces conditions, les manettes ne prenant que le courant d'un ou de deux couples à la fois, on juge facilement, par la déviation du galvanomètre dans quel point l'action électrique est ralentie ou supprimée.

Le collecteur horizontal, que l'on trouve dans les appareils de Stöhrer, et qui est assez généralement employé en Allemagne et en Amérique (fig. 17), se compose d'une planchette rectangulaire, placée horizontalement sur une table, et sur les bords de laquelle sont situées, à intervalles égaux, des plaques de cuivre correspondant à un certain nombre d'éléments.

Un curseur métallique, placé sur la partie

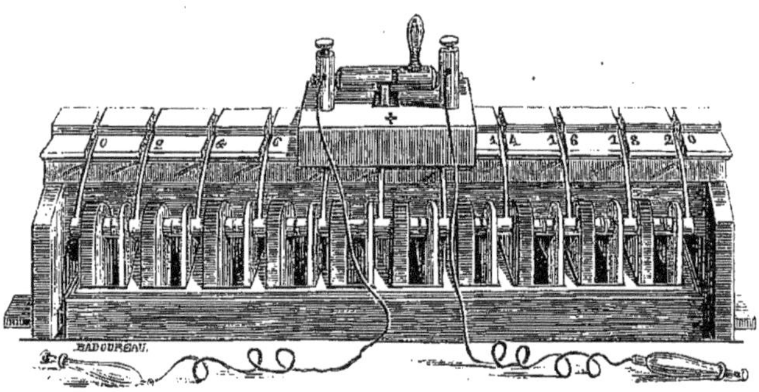

Fig. 17 — Collecteur à curseur.

médiane est mobile entre les deux rangées de plaques en cuivre, et se met en contact avec elles.

Si le curseur est à 0, le courant ne passe pas ; s'il est en contact avec les plaques portant le numéro 2, il donne passage au courant de 4 éléments, 2 positifs et 2 négatifs. Enfin, le courant augmente à mesure que le curseur s'éloigne du point O.

Interrupteur. — Au collecteur on ajoute quelquefois un appareil destiné à interrompre le courant et à le renverser, c'est-à-dire à transformer rapidement le pôle positif en pôle négatif et le négatif en positif. Son application thérapeutique est fort restreinte et, on ne l'emploie que dans les cas où l'on veut obtenir de fortes secousses.

Appareil portatif de Gaiffe. — En apportant de légères modifications à ses éléments au chlorure d'argent, M. Gaïffe a pu en réunir un assez grand nombre sous un volume relativement assez petit, de façon à constituer un appareil très-portatif (fig. 18).

Chaque série se compose d'une boîte quadrangulaire renfermant un plus ou moins grand nombre de casiers contenant chacun six couples F, F, F, F, F, F. Chaque série de couples est surmontée de colonnettes métalliques H, H, H, H, H, H, communiquant par l'intermédiaire de ressorts avec un collecteur qui recouvre la boîte.

B, B' sont les pièces qui livrent le courant et sur lesquelles s'attachent les rhéophores. M, M', deux manettes qui font communiquer B, B', avec la série de couples que l'on veut employer. N est une lettre gravée sur le manipulateur, qui indique le sens du

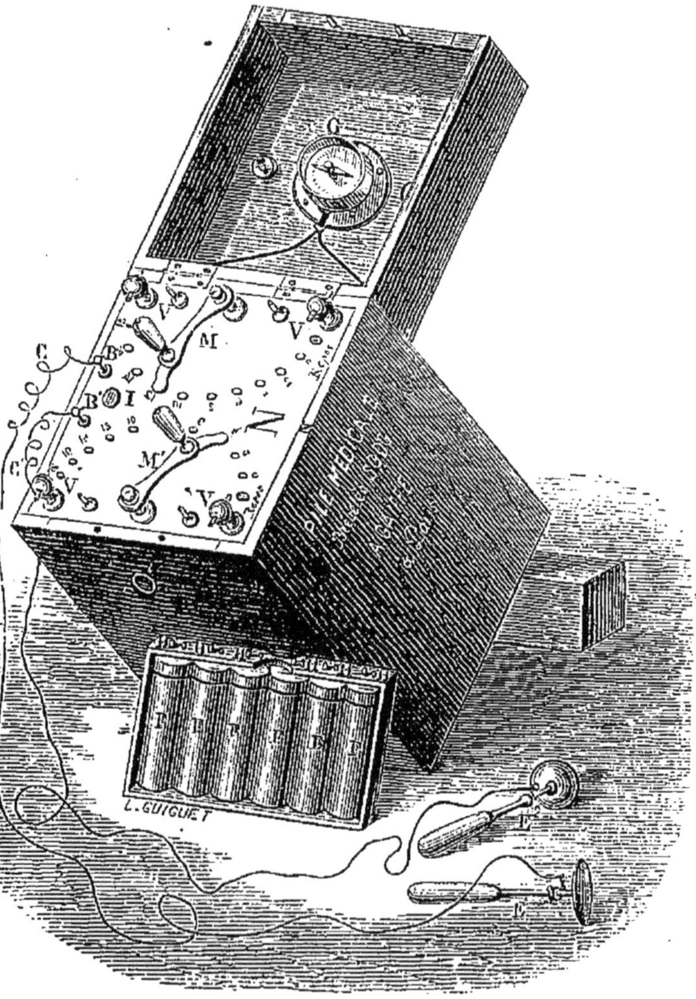

Fig. 18.

courant ; la manette la plus rapprochée de Nisain, que le rhéophore qui lui correspond, sont négatifs. G, galvanomètre qui indique le passage du courant par la déviation de l'aiguille aimantée. I, interrupteur, qui donne les chocs voltaïques par interruption sous la pression du doigt.

Enfin, M. Gaiffe a pu réunir sous un volume encore plus petit 24 couples au chlorure d'argent contenus dans une petite boîte rectangulaire de la

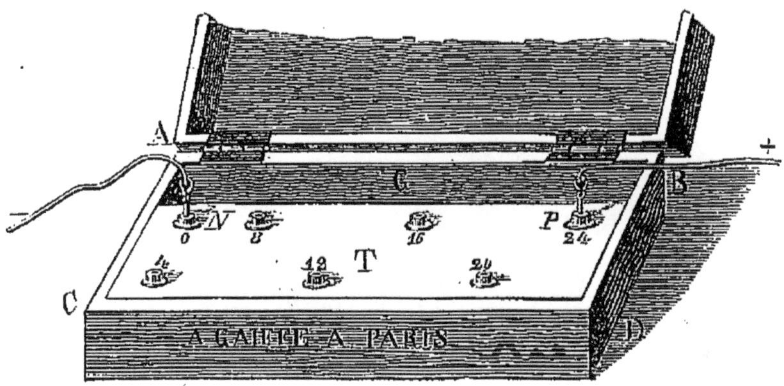

Fig. 19.

dimension d'un volume in-8° (fig. 19). T, tablette sous laquelle sont fixés les couples; P, N pôles positif et négatif. Ces couples s'usent cependant pendant le repos, et au bout de 5 ou 6 mois, les éléments sont détruits, alors même qu'on ne se serait pas servi de la pile. Cet appareil trouve surtout son emploi dans les applications d'assez longue durée.

BATTERIE PORTATIVE AU SESQUIOXYDE DE FER. — Cette batterie, construite par M. Gaiffe, ne diffère de celle au chlorure d'argent que par la nature des couples qui la composent.

Elle possède comme elle un galvanomètre d'intensité et un collecteur double.

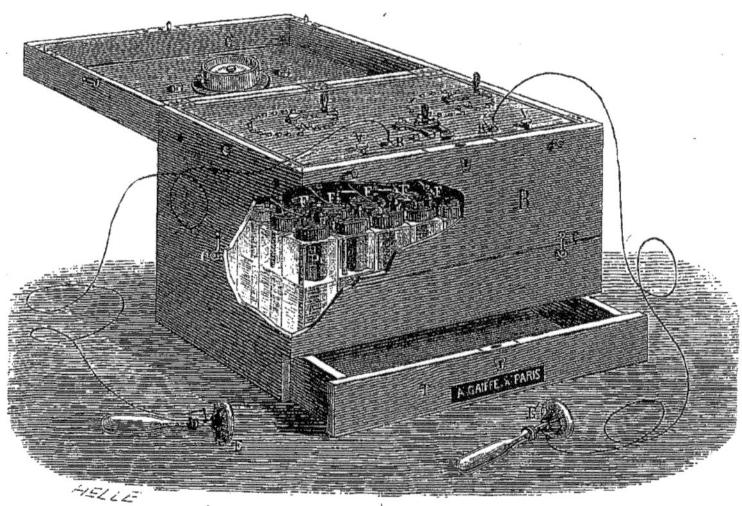

Fig. 20. — B, partie de la boîte contenant les couples, et fermée sur sa face supérieure par la tablette du collecteur (voir la description de celui-ci); G, galvanomètre; P, couples de la pile; F, F, fils qui relient les couples au collecteur; T, tiroirs aux excitateurs; C, C, crochets qui assemblent la partie inférieure et la partie supérieure de la boîte; celles-ci peuvent être séparées complètement pour examiner les couples et leur donner les soins nécessaires, E, E, excitateurs.

Elle est seulement un peu moins portative et demande plus de soins dans le transport. attendu qu'elle contient du liquide; en revanche, elle est beaucoup plus économique.

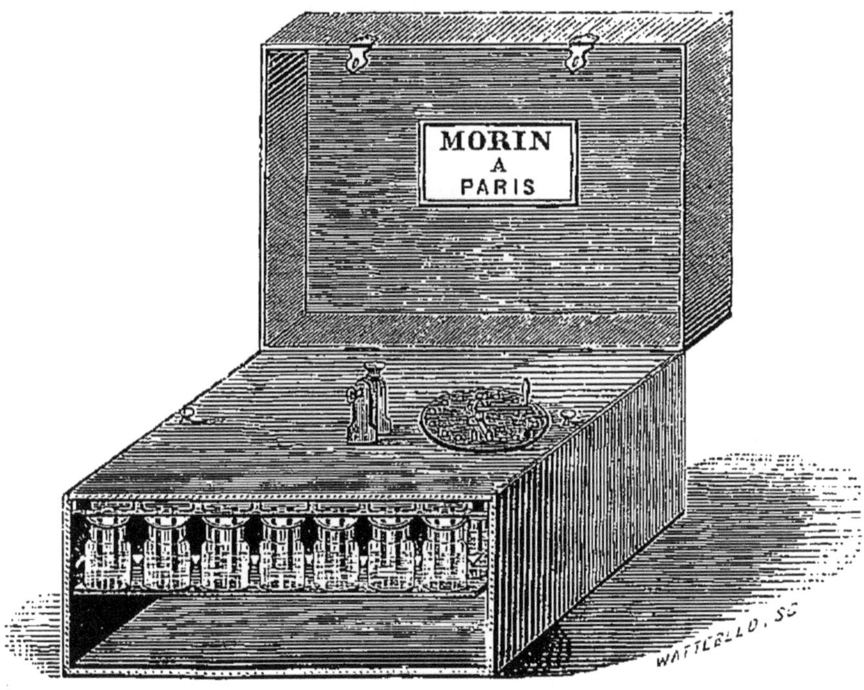

Fig. 21.

Elle est composée de 12 à 60 couples.

Appareil au bisulfate de mercure, de Morin. — Dans cette pile (fig. 21), deux métaux, zinc et charbon, sont suspendus par séries à une planche formant le couvercle d'une boite. Au fond de cette boite et au-dessous de chaque couple sont disposés des vases renfermant une solution de bisulfate de mercure. On fait marcher l'appareil au moyen d'une manivelle qui soulève les vases et met le liquide en rapport avec les couples. Lorsque l'on ne veut plus se servir de l'appareil, la même mani-

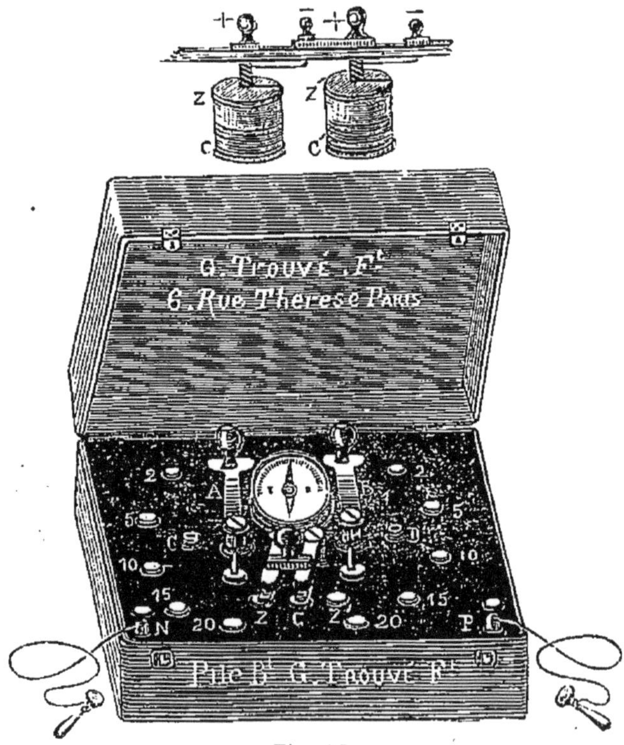

Fig. 22.

velle permet de replacer les vases au fond de la boîte, et les couples, se trouvant ainsi suspendus, ne sont plus en contact avec le liquide excitateur, et peuvent rester ainsi indéfiniment sans éprouver aucune altération. C'est un appareil de ce genre que M. Ruhmkorff a construit pour Duchenne (de Boulogne). Mais ces appareils ne sont pas à employer pour les courants continus, car la pile au bisulfate et même au protosulfate de mercure a trop d'action chimique.

Appareil portatif de Trouvé (fig. 22). — Cet appareil est formé de 40 éléments au sulfate de

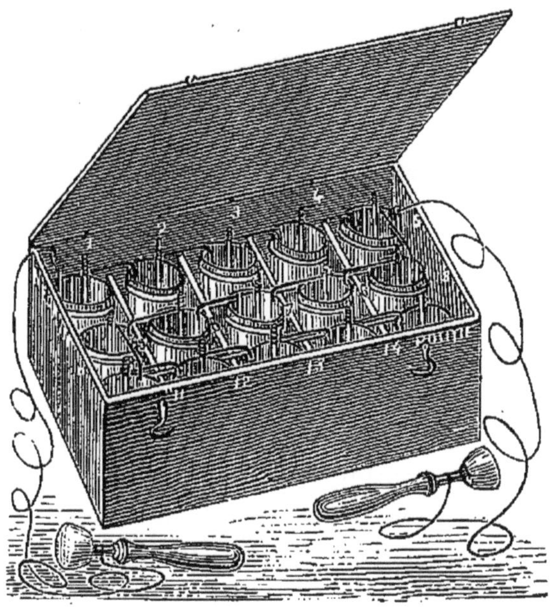

Fig 23.

cuivre, réunis dans une boîte carrée très-portative.

Chaque élément est constitué de la manière suivante :

Entre deux disques (fig. 22), l'un de cuivre, l'autre de zinc, sont empilées des rondelles de papier buvard. La moitié inférieure de ces rondelles est préalablement saturée de sulfate de cuivre, l'autre moitié de sulfate de zinc.

Pour remplacer le sulfate de cuivre de cette batterie, on la sort de sa boîte pour la dessécher, et ensuite on la plonge à moitié dans une solution de sulfate de cuivre très-concentrée à chaud, que l'on fait dans une cuvette spéciale en cuivre livrée avec l'appareil.

M. Trouvé fournit également un appareil à courant continu, moins portatif, mais qui est vraiment très-bon marché, qui consiste en petits éléments Callaud, renfermés dans une boîte en bois blanc (fig. 23).

M. Chardin. successeur de M. Morin, a également construit un appareil à courant continu, avec une pile au sulfate de cuivre. C'est cet appareil qui est actuellement employé dans les hôpitaux; il peut fonctionner très-longtemps sans qu'il soit nécessaire d'en avoir un soin quelconque.

APPAREIL A COURANT CONSTANT PORTATIF ET DE CABINET. — Cet appareil est celui dont nous nous servons le plus volontiers actuellement. La pile se compose d'un vase extérieur en verre A (fig. 24) renfermant un petit cylindre de zinc Z et une tige de cuivre terminée par une plaque de cuivre *c* (fig. 25). De plus, dans le milieu du vase et entouré par le zinc, plonge un tube en verre B ouvert par ses deux bouts, mais dont l'ouverture inférieure est fermée par une substance poreuse *f* (fig. 26). Nous avons choisi à dessein, comme substance poreuse la bourre de fusil, calibre 24, afin qu'il fût facile à tout le monde de la remplacer lorsqu'il en serait besoin. C'est dans ce tube en verre B que l'on met les cristaux de sulfate de cuivre, qui en remplissent environ la moitié, et la pile est alors représentée par la disposition de la figure 27.

Pour faire marcher la pile, il suffit de verser de l'eau ordinaire dans le vase extérieur et dans le tube où se trouvent les cristaux, de manière que

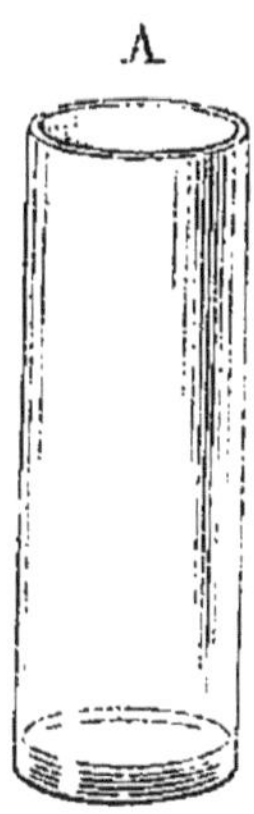

Fig. 24.

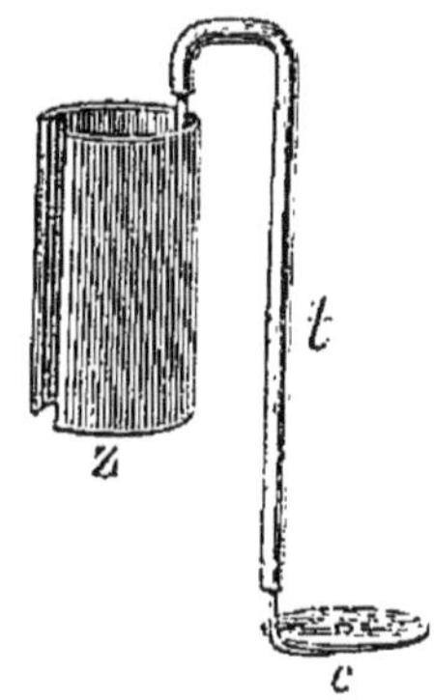

Fig. 25.

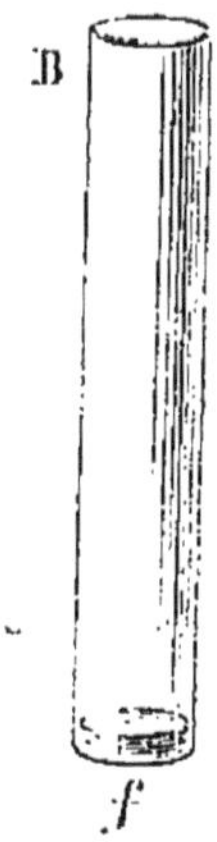

Fig. 26.

le niveau de l'eau atteigne à peu près le bord supérieur du zinc, comme cela est représenté figure 27, où la ligne xy indique la hauteur que doit atteindre le niveau de l'eau. Deux pipettes pleines d'eau suffisent, en général, pour chaque élément.

Le courant est établi d'une façon constante au bout de quelques heures, et la pile marche alors régulièrement pendant plusieurs mois. A de rares intervalles, il suffit d'ajouter quelques gouttes d'eau et d'examiner les tubes pour voir s'ils contiennent encore des cristaux de sulfate de cuivre et en remettre quelques-uns dans les tubes où ils ont disparu.

Les éléments sont disposés dans la boîte (fig. 28) de manière à pouvoir augmenter ou diminuer le courant par trois éléments; lorsqu'on veut se servir de l'appareil, on place un des fils, le fil rouge par exemple, au point marqué + (positif), et l'autre fil est placé successivement dans les trous 3, 6, 9, 12...

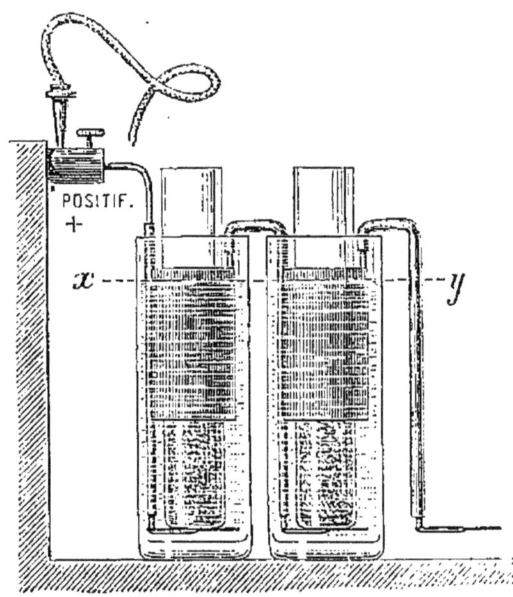

Fig. 27.

42, selon que l'on veut avoir un courant de 3, 6, 9, 12... 42 éléments. Ce dernier fil représente toujours le pôle négatif.

Il est bon, lorsque la pile a été chargée pour la première fois, de fermer le courant pendant quelques heures, en faisant communiquer par un même fil la première pile (positive) avec la dernière (négative). Lorsqu'il s'est amassé une trop grande quantité de cristaux blancs (sulfate de zinc) sur les éléments, il est nécessaire de les laver après avoir enlevé les

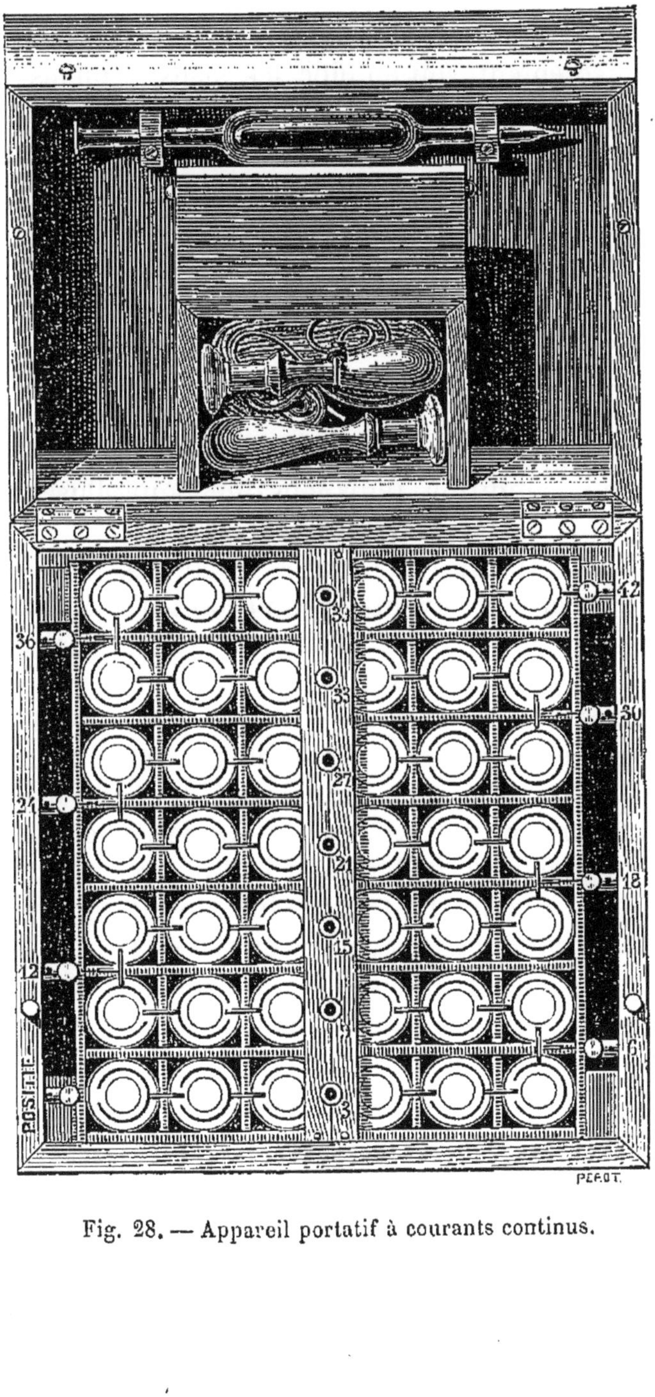

Fig. 28. — Appareil portatif à courants continus.

tubes intérieurs ; et pour cela, après avoir dévissé les deux petites traverses du milieu, on enlève soit isolément, soit en bloc, les vases, et on les plonge complétement dans de l'eau ordinaire. Après quelque temps d'immersion dans l'eau, les zincs se détachent mieux des petits bocaux et on lave le tout à grande eau, puis on replace les zincs ou les cuivres selon leurs dispositions premières, qu'il est facile de retrouver d'après les coudes des éléments qui communiquent avec les différentes viroles.

Cet appareil présente les avantages suivants :

Comme toutes les piles au sulfate de cuivre, elle a une grande constance et une faible action chimique, condition indispensable pour l'usage médical.

Mais elle offre sur toutes les autres piles au sulfate de cuivre l'avantage important d'avoir avec une tension égale, l'action chimique la plus faible, car la solution de sulfate de cuivre ne pénètre que peu à peu à travers la bourre dans le vase où se trouvent le zinc et le cuivre. L'appareil est facilement transportable grâce à son volume, et de plus, malgré le transport et les cahots, le liquide excitateur ne vient jamais se mêler avec le liquide extérieur qui entoure le zinc ; l'intensité du courant ne peut donc être modifiée, et les conditions des diverses parties de la pile restent toujours les mêmes. C'est la seule pile à eau qui soit transportable dans des conditions aussi avantageuses.

La pile est facile à entretenir, à réparer, à nettoyer ; enfin, elle s'use très-lentement, et offre de plus l'avantage de pouvoir rester sans la moindre altération dès qu'on ne s'en sert pas pendant quelque temps; pour cela, il suffit d'enlever les petits tubes intérieurs qui contiennent les cristaux de sulfate de cuivre, aussitôt les éléments cessent de fonctionner et cela pour deux raisons : premièrement, parce que la source du liquide excitateur est abolie; en second lieu, parce que le liquide vient à baisser de niveau et que les zincs se trouvent alors hors du contact de l'eau.

On peut ainsi laisser l'appareil sans la moindre usure pendant tout le temps qu'on n'en a pas besoin, et dès qu'on veut s'en servir, il suffit de remettre les tubes dans l'intérieur des divers vases.

Dans le couvercle de la boîte (fig. 28), on met les tampons, et, si l'on veut, on peut encore ajouter un galvanomètre horizontal. L'entretien de cet appareil est des plus faciles; voilà plus de trois ans que nous nous en servons, et comme appareil de cabinet. La pile de cabinet d'un modèle plus grand remplace avec avantage la pile de Siemens et Halske (pile Remak); comme commodité et comme faiblesse d'action chimique, elle lui est supérieure. Ces appareils sont fabriqués par MM. Brewer, à Paris, et se trouvent également chez M. Collin, successeur de M. Charrière.

DU CHOIX ET DE L'EMPLOI DES APPAREILS A COURANTS CONTINUS

Le nombre des appareils à courants continus est très-considérable comme on vient de le voir, et nous n'avons même mentionné que les principaux d'entre eux. Mais au point de vue thérapeutique, il n'y a qu'un point important à considérer dans tous ces appareils, c'est la nature de la source électrique, c'est-à-dire la pile qui est employée. C'est en cela que consiste la vraie différence, et tout le reste n'est qu'une question de facilité de maniement, ou de commodités d'application et de transport.

Dans les cas ordinaires, lorsqu'il ne s'agit que d'exciter des organes périphériques, et surtout chez des personnes robustes, toute pile peut le plus souvent être employée avec avantage. Mais, dans les lésions centrales, et dans les traitements plus délicats où l'intensité et, pour ainsi dire, la dose du courant électrique sont d'une importance capitale, dans les affections où l'on veut agir sur la nutrition intime de tissus d'autant plus susceptibles qu'ils se trouvent dans des conditions pathologiques, dans les cas, en un mot, où il faut éviter une excitation anormale, et qui sont le vrai domaine des courants continus, il est absolument nécessaire d'avoir comme source électrique une pile qui offre les conditions suivantes :

1° Une action chimique très-faible.

2° Une grande constance.

Nous avons déjà indiqué l'importance de la constance pour les piles médicales; quant aux inconvénients d'une action chimique trop considérable, ils sont nombreux.

La sensation de brûlure et la désorganisation de la peau ont lieu très-rapidement avec une pile dont l'action chimique est forte.

De plus, les courants continus fournis par ces piles sont toujours plus ou moins irritants, et déterminent une excitation générale. Nous n'avons jamais observé ni effet calmant ni effet sédatif dans ces conditions, et cependant malgré l'opinion généralement reçue qui attribue à tout courant électrique une action irritante, l'électricité sous forme de courants continus a souvent *une action calmante des plus puissantes.* Nous insistons d'autant plus sur ce point, que l'histoire même des applications médicales de la pile nous enseigne combien il est utile de tenir compte de la nature des éléments dont on se sert pour les appareils médicaux. Si les courants de la pile ont été délaissés au commencement de ce siècle, c'est justement parce que les piles employées étaient inconstantes et d'une grande force électrolytique; si Duchenne (de Boulogne) a soutenu si longtemps l'inutilité, le danger et les effets si douloureux des courants continus, c'est justement parce que, dans les expériences qu'il avait faites sur le galvanisme, il s'était servi de piles de Bunsen; c'est cette première opinion de Duchenne qui a toujours influé sur ces recherches ultérieures, et dans la dernière édition de son ouvrage « De l'Électrisation localisée », on retrouve encore à chaque instant cette idée absolument erronée que les courants continus ont le grave inconvénient de produire des brûlures et des vésications. Cela n'est vrai que pour les piles ayant une action chimique trop grande, ou dont on prolonge l'application.

Le choix de la pile est donc loin d'être indifférent, et quant à nous, nous avouons employer à contre cœur toute autre pile que celle au sulfate de cuivre, et encore faut-il que son action chimique soit réduite au minimum; nous l'avons déjà dit, elle est le type de la pile médicale, et toutes les autres considérations de maniement, de transport, etc., nous paraissent insignifiantes à côté des avantages du courant électrique qu'elle fournit.

Il ne faut pas non plus se servir d'appareils pouvant être employés à différents usages.

Quelles que soient les lois physiques qu'on peut invoquer, et les moyens qui permettent de régler l'intensité d'un courant, nous croyons qu'au point de vue pratique, il est important d'avoir avant tout une pile constante et d'action chimique faible, et qu'il est toujours illogique et imprudent de se servir de n'importe quelle pile en graduant et en dosant le courant par des appareils spéciaux, tels que le rhéostat, ou le rhéostat-voltamètre.

Duchenne (de Boulogne) a proposé de faire passer toujours le courant à travers un appareil dit rhéostat-voltamètre, qui consiste dans l'adjonction d'un voltamètre au rhéostat liquide ordinaire..

Cet instrument permettrait de régler l'intensité du courant, « et d'utiliser les piles plus ou moins constantes, plus ou moins volumineuses en régularisant leur courant. » Avec soixante éléments quelconques, par exemple, on fait passer tout le courant à travers l'eau du rhéostat-voltamètre, et l'on mesure la quantité d'eau décomposée en une minute; on peut augmenter ou diminuer l'intensité du courant en rapprochant ou en éloignant les tiges métalliques qui plongent dans l'eau.

Sans parler de ce que cette opération a de fastidieux, nous ne comprenons pas l'avantage de cette graduation, quand, avec une pile constante, on peut graduer l'intensité du courant beaucoup plus directement, en ne prenant que le nombre d'éléments voulus et dont on connait d'avance l'intensité.

Pourquoi prendre toute espèce de piles et essayer, par une série de combinaisons, de les rendre analogues à d'autres plus simples et plus commodes?

Pourquoi chercher des méthodes compliquées alors qu'il est plus pratique de choisir avant tout une pile constante, sans trop d'action chimique, ayant une tension suffisante, et que l'on peut faire varier à volonté en augmentant le nombre des éléments?

Les faits sur lesquels s'appuie Duchenne plaident justement en faveur de notre opinion. Ils sont trop importants en pratique pour ne pas y insister; leur discussion nous permettra en même temps, de mieux faire comprendre le mode opératoire dans l'électrisation de la région cervicale.

« Une malade (veuve de médecin) dit Duchenne, atteinte depuis deux ans d'une hémiplégie du côté gauche, consécutivement à une hémorrhagie cérébrale, m'a été adressée par M. le docteur Gretscher, pour être traitée par le courant continu. Le membre inférieur gauche avait alors recouvré une grande partie de sa motilité; mais le membre supérieur présentait les troubles musculaires symptomatiques d'une sclérose secondaire fasciculée du cordon antéro-latéral du côté gauche. Je fis passer pendant cinq minutes un courant descendant dans la direction de la moelle, et pendant les cinq autres minutes, le pôle positif restant appliqué dans la région cervicale, je promenai le second rhéophore sur les nerfs propres de certains muscles moteurs du membre supérieur, selon la méthode appelée par Remak : galvanisation par courant labile. Cette application fut faite avec toutes les précautions possibles, afin d'éviter les vertiges et les accidents qui pouvaient en être la conséquence. Le courant galvanique était fourni par vingt et un éléments de mon appareil Ruhmkorff-Duchenne au plus faible degré d'immersion, et son action électrolytique avait été graduée et mesurée à l'aide de mon rhéostat-voltamètre. Lorsque je dépassais la dose ainsi mesurée, des vertiges apparaissaient. Les choses étant réglées, les courants furent appliqués par mon aide, pendant quelques séances, sans accident; la malade assurait qu'elle éprouvait déjà une amélioration notable ; elle avait moins de raideur dans les mouvements d'extension des doigts et dans l'élévation du bras sur l'épaule. Mais un jour, *par un défaut d'attention de l'opérateur*, *la tige du rhéostat liquide s'étant trouvée plus enfoncée que de coutume*, la puissance du courant fut doublée, et, à l'instant, la malade épouva un fort vertige, avec embarras de la parole, engourdissement et pesanteur des membres supérieur et inférieur gauches, avec fourmillements et picotements dans les doigts; elle fut même sur le point de s'évanouir; sa face était devenue rouge, en un mot, elle éprouvait tous les symptômes d'une nouvelle congestion cérébrale. Ces accidents persistèrent quelque temps, bien que le passage du courant eût été immédiatement arrêté.

« Cet accident que j'avais observé plusieurs fois avant l'emploi du voltamètre, chez des individus soumis avec les plus grandes précautions aux courants appliqués dans la région cervicale, prouve que, sous l'influence du courant, il s'est produit dans ces circonstances une congestion (dont je ne veux pas exposer ici le mécanisme), probablement sous l'influence de l'excitation des vaso-moteurs de cette région. »

« Je rapporterai encore un autre exemple de syncope avec pâleur de la face. Un ataxique, à qui j'appliquais le courant continu descendant provenant de quatorze éléments de ma grande pile Trouvé-Callaud, *mais dont je n'avais pas réglé l'action* électrolytique à l'aide du rhéostat-voltamètre, tomba immédiatement en syncope avec une pâleur extrême de la face. Il fut quelques minutes à en revenir, et il me dit alors que sa syncope avait été précédée d'un vertige. J'ai pu cependant soumettre ce malade à de nouveaux courants continus appliqués dans la même région, sans accident, mais après avoir réglé progressivement, à l'aide du rhéostat-voltamètre, le degré de son intensité. S'il m'arrivait de dépasser un peu cette dose, *en enfonçant la tige du rhéostat* liquide, les vertiges apparaissaient avec décoloration à la face.

« A ces faits je pourrais joindre un cas de galvanisation de la corde du tympan, qui produisit, outre une salivation très-abondante et un goût métallique très-prononcé, un vertige suivi de syncope. »

Enfin, comme preuve de l'excellence du rhéostat-voltamètre, Duchenne cite un cas de trophonévrose de la face, où, avec un courant de soixante éléments traversant le rhéostat-voltamètre, il a pu en diminuer et en mesurer l'intensité avec assez de précision et de sûreté pour faire passer le courant dans la face du côté malade pendant trente séances, durant chacune dix minutes, et cela sans produire de vertiges. « Pendant l'application du courant continu, la face rougissait, la circulation vasomotrice y était évidemment activée. (Je ne puis me prononcer encore sur les résultats obtenus dans ce cas.) Plusieurs fois il m'est arrivé, chez cette malade, d'augmenter un peu, à l'aide de mon graduateur liquide, le dégagement de gaz produit par la décomposition de l'eau, et immédiatement la face pâlissait, et l'apparition des vertiges me forçait de suspendre la séance. »

« En résumé, les faits et les considérations que je viens d'exposer démontrent l'utilité de la graduation et du dosage du courant continu par le rhéostat-voltamètre dans la région cervicale et à la face. »

Comme nous le disions, les faits invoqués par Duchenne indiquent précisément les inconvénients du rhéostat, car il eût été plus facile de régler l'intensité du courant, en se servant du collecteur, et en n'employant qu'un courant faible ou moyen, et en sachant d'une façon précise le nombre d'éléments qu'on employait; on aurait ainsi évité l'accident qui s'est produit forcément, parce que, « par un défaut d'attention, la tige du rhéostat liquide s'était trouvé plus enfoncée que de coutume ». C'est là un inconvénient assez fréquent avec le rhéostat à eau, sans compter que l'eau elle-même, à cause des sels qui s'y forment par l'oxydation des tiges, n'a pas toujours la même conductibilité.

Il est donc toujours plus simple et plus avantageux de modifier l'intensité du courant, en diminuant ou en augmentant le nombre des éléments, au lieu d'en faire varier l'intensité au moyen d'un rhéostat quelconque. C'est à peine si, pour l'électrisation de l'oreille, il peut être utile quelquefois d'employer ce mode de graduation.

Les faits précédents sont trop instructifs pour que nous n'en profitions pas pour montrer les inconvénients que peut présenter l'électrisation des centres nerveux et surtout de la tête, lorsqu'on n'y met pas toute la prudence nécessaire. Les vertiges et les symptômes de la congestion cérébrale sont toujours à redouter lorsque les rhéophores sont placés près de la tête, et surtout près du ganglion cervical, et que le courant a une forte intensité : c'est un principe des plus importants en électrothérapie, de ne jamais employer, surtout au début, plus de 8 à 10 éléments[1] lorsqu'on porte le courant à la ré-

1. Lorsque nous ne précisons pas les éléments, nous entendons tou-

gion cervicale, et d'un autre côté, il faut encore bien se rappeler que c'est surtout au moment de l'interruption du courant, que ces symptômes apparaissent. Aussi, il ne faut jamais enlever brusquement les rhéophores, car cette cessation brusque entraîne bien plus facilement des vertiges; il faut toujours glisser lentement le tampon sur la peau, avant de l'enlever; de cette façon, le rhéophore arrive sans interruption du courant, en contact avec des parties de l'épiderme qui, étant moins mouillées, sont moins bonnes conductrices de l'électricité, et l'on diminue ainsi l'intensité du courant, dans une proportion assez considérable, pour qu'il n'y ait aucune sensation de l'interruption. Il peut arriver que pendant l'électrisation du ganglion cervical, le malade accuse du vertige, ou une sensation insolite ; c'est surtout dans ces cas, qu'il faut se garder de retirer brusquement les tampons, comme on est naturellement tenté de le faire; en effet, l'interruption brusque viendrait alors ajouter son action à celle qui a déjà de la tendance à se produire, et l'on occasionnerait sûrement le vertige et la syncope. Il vaut donc mieux ne pas s'effrayer et ne retirer le tampon que lentement comme nous venons de l'indiquer. Souvent même, si l'interruption brusque du courant a eu lieu par hasard et a déterminé du vertige, on peut instantanément faire disparaître celui-ci en réélectrisant le même ganglion, très-modérément et avec les précautions voulues.

En prenant ces précautions, nous pouvons affir-

jours parler des piles dont nous nous servons, c'est-à-dire de la pile au sulfate de cuivre telle que nous l'avons modifiée. (Voir p. 39 et suiv.)

mer qu'il n'y a *absolument* aucun danger à porter les courants continus du côté de la tête. Nous n'avons, quant à nous, jamais observé le plus petit accident, ni chez des malades sujets aux congestions cérébrales, ni chez des hémiplégiques, etc., mais nous avons constamment pour règle opératoire : *qu'il faut toujours commencer par un courant faible, qu'il faut éviter les interruptions, et ne jamais céder aux malades qui demandent à éprouver des sensations plus accentuées.* Avec ces principes, on peut hardiment porter les courants électriques continus sur le ganglion cervical, ou à travers la tête, même chez un malade atteint depuis un ou deux jours seulement d'hémorrhagie cérébrale. Mais, encore une fois, il ne faut pas vouloir forcer les choses, et sacrifier au préjugé qui veut que l'action de l'électricité soit d'autant plus efficace, que les sensations sont plus énergiques et plus vivement senties par le malade. *On ne se repentira jamais d'avoir agi avec un courant modéré et de durée courte, tandis qu'on pourra souvent regretter d'avoir agi avec un courant intense ou de moindre intensité mais de longue durée.*

DES COURANTS INDUITS

Faraday découvrit, en 1832, qu'un fil parcouru par un courant électrique et approché brusquement d'un autre fil à l'état naturel, développe dans ce

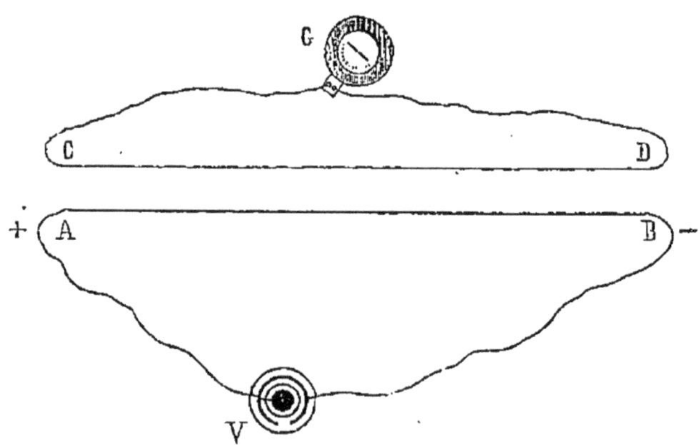

Fig. 29.

dernier un courant instantané d'électricité (fig. 29). Si le fil parcouru par le courant, au lieu de s'approcher du fil naturel, s'en éloigne, le résultat est le même; mais si les fils restent immobiles à côté l'un de l'autre, rien ne se produit.

Si au lieu d'un fil parcouru par un courant, l'on

approche ou l'on éloigne d'un fil naturel un morceau de fer aimanté, on produit les mêmes effets :

A. Un aimant approché d'un circuit fermé fait naître, dans celui-ci, un courant de sens contraire

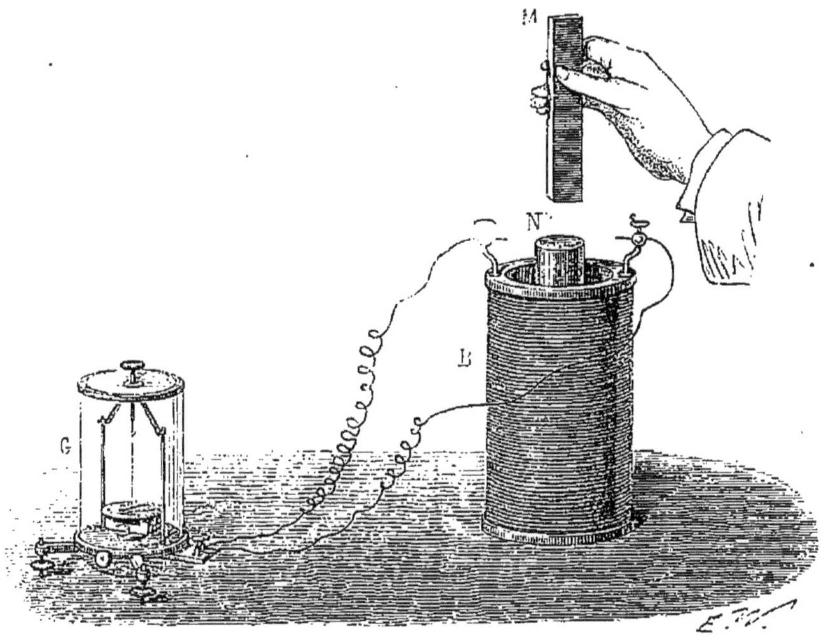

Fig. 30.

à celui de l'aimant considéré comme solénoïde (fig. 30).

B. Un courant éloigné d'un circuit fermé voisin fait naître, dans celui-ci, un courant de même sens que celui de l'aimant considéré comme solénoïde.

Tous ces courants instantanés sont appelés *courants d'induction.*

L'action inductrice atteint son maximum quand les deux fils sont *parallèles* (fig. 29). Les effets sont les mêmes quand au lieu de tendre les fils en ligne droite, on les dispose à côté l'un de l'autre en zig-zags parallèles (fig. 31).

Au lieu d'approcher ou d'éloigner les fils l'un de l'autre, on peut simplement lancer ou retenir brusquement le courant électrique, et dans ce cas le fil

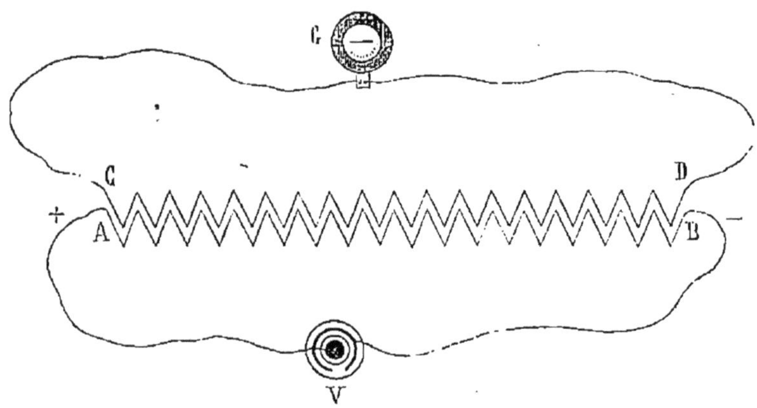

Fig. 31.

naturel est encore traversé par un courant instantané d'électricité.

Voici les deux principes importants de ces expériences :

A. Un courant qui commence, fait naître, dans un circuit fermé voisin, un courant en sens contraire.

B. Un courant qui finit, fait naître, dans un circuit voisin, un courant de même sens.

Pour produire un courant induit d'une énergie considérable, au lieu d'agir sur des fils rectilignes, on enroule un fil autour d'un cylindre en bois (fig. 32); le fil est recouvert de soie, et les spirales sont ainsi isolées les unes des autres. Puis, au-dessus de ce premier fil, on enroule un second fil également recouvert de soie. C'est là ce qui constitue la bobine d'induction. Le fil dans lequel le courant sera lancé, puis interrompu, est le *fil inducteur*, l'autre fil dans lequel on recueillera les courants produits, est le *fil induit*. Dans la figure 33, les deux bobines, la bobine inductrice A et la bobine induite B sont isolées, et c'est cette construction qui est adoptée dans l'appareil dit à chariot.

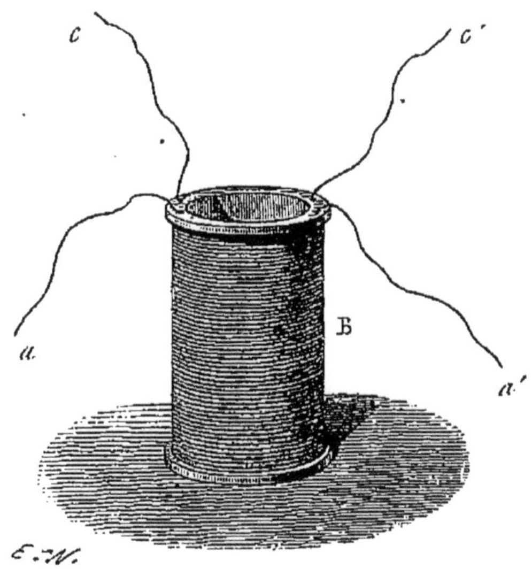

Fig. 32.

On peut ainsi produire des courants d'induction très-forts, en augmentant le nombre de tours. On a trouvé un autre moyen très-ingénieux : c'est de placer à l'intérieur de la bobine une série de tiges de fer doux D (fig. 34). Sous l'influence du courant inducteur, ce fer doux va s'aimanter, et ajoutera alors son action à celle du courant lui-même, et ce courant induit sera considérablement augmenté.

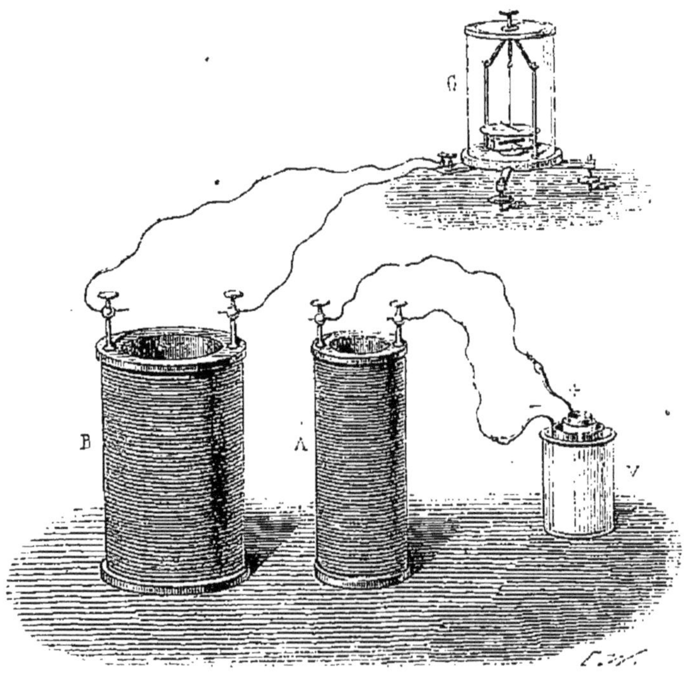

Fig. 33.

Induction d'un courant sur lui-même. — Lorsqu'un circuit d'une longueur assez grande est traversé par un courant voltaïque d'une certaine énergie, on obtient également des courants induits au moment de la rupture et de la fermeture du courant. Ces courants sont dus à l'action inductrice d'un courant sur son propre circuit.

Le courant qui se développe à la fermeture est

de sens opposé au courant de la pile, et n'a pour effet sensible qu'un affaiblissement momentané du courant inducteur.

Le courant qui est induit à la rupture du courant est de même sens que celui qui circule dans le cir-

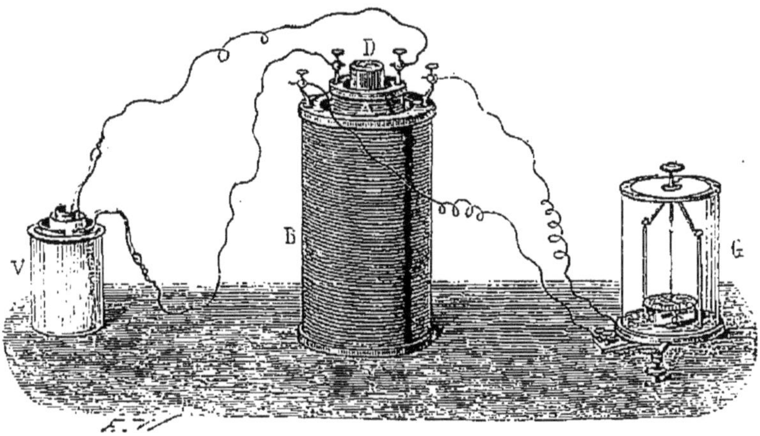

Fig. 34

cuit; c'est ce courant qui peut être rendu très-sensible et qu'on emploie souvent en électrothérapie; il a reçu le nom d'*extra-courant.*

La puissance des courants dépend de la force de la pile et de la grosseur et de la longueur des fils. Leur force est en raison directe de la grosseur et de la longueur des fils; leur tension, en raison de leur longueur et de leur ténuité.

On emploie, pour le fil inducteur, un fil gros et plus court que celui qui sert à déterminer les courants induits; celui-ci est long et fin.

En résumé, le fil inducteur est parcouru par le

courant de la pile; ce courant porte le nom de courant inducteur.

Dans ce même fil, à chaque interruption du courant de la pile, il se produit un courant induit appelé *extra-courant*.

Dans le fil long et fin qui est enroulé au-dessus du fil inducteur, il se produit des courants induits à chaque fermeture et à chaque rupture du courant inducteur. Les courants developpés dans ce second fil sont appelés *courants de premier ordre*.

Des courants dits *de second ordre* se développent dans un troisième fil, et le courant induit de la bobine devient courant inducteur par rapport à ce dernier.

DES APPAREILS D'INDUCTION

Les appareils d'induction sont de deux sortes : les appareils électro-magnétiques (volta-électriques) et les appareils magnéto-électriques, selon que l'on induit les courants par des courants directs de la pile, ou par des aimants.

Appareils électro-magnétiques

Ces appareils se composent : 1° d'une pile; 2° d'une bobine en bois ou en carton sur laquelle sont enroulés les fils inducteur et induit; 3° presque toujours d'un faisceau de fer doux placé dans la cavité de la bobine ; 4° d'un trembleur ou vibrateur; 5° d'un graduateur qui consiste en un cylindre de cuivre creux qui recouvre la bobine et qui, placé à l'intérieur, enveloppe le fer doux de manière à le laisser plus ou moins attiré au-dehors, ou rentré.

Le fonctionnement de ces appareils est le suivant : le fil inducteur est en communication avec les pôles d'une pile ; ou mieux, l'un des pôles de la pile, le pôle positif par exemple, est mis en rapport avec

4

une des extrémités du fil inducteur de la bobine; l'autre extrémité de ce fil inducteur se termine au trembleur, qui consiste en une lame de cuivre flexible. Cette lame de cuivre est placée entre le pôle positif représenté par une des extrémités du fil inducteur et un pivot métallique auquel aboutit le pôle négatif de la pile.

On peut, à volonté, rapprocher ou éloigner, au moyen d'une vis, le trembleur de la bobine, ce qui permet d'accélérer ou de ralentir les intermittences.

Le circuit est fermé par le contact du trembleur avec le pôle négatif, c'est-à-dire avec le pivot métallique. Quand le circuit est fermé, le fer doux situé dans l'intérieur de la bobine s'aimante instantanément sous l'influence du courant voltaïque; mais ce fer aimanté, attirant aussitôt à lui le trembleur, ouvre par cela même le circuit, et se désaimante au même instant. Le trembleur revient alors de lui-même en contact avec le pôle négatif, le circuit se trouve refermé, le fer doux s'aimante, attire le trembleur, qui, par ce contact, ouvre de nouveau le circuit, et ainsi de suite.

Tels sont les éléments principaux des appareils électro-magnétiques, et ceux-ci ne diffèrent entre eux que par la disposition de ces différentes parties, par la longueur et la grosseur des fils, par le graduateur et la pile employée.

Appareils de M. Ruhmkorff et de M. Gaiffe. — Les appareils les plus employés aujourd'hui sont ceux de M. Ruhmkorff et de M. Gaiffe, qui présentent entre eux beaucoup d'analogie, et qui ont l'avantage de donner, sous un petit volume, des courants d'induction très-énergiques.

La pile de ces appareils est la pile au bisulfate de mercure. Dans l'appareil de M. Ruhmkorff, il y a deux éléments formant des godets cylindriques distincts. Dans celui de M. Gaiffe (fig. 35), deux éléments sont réunis dans une petite auge rectan-

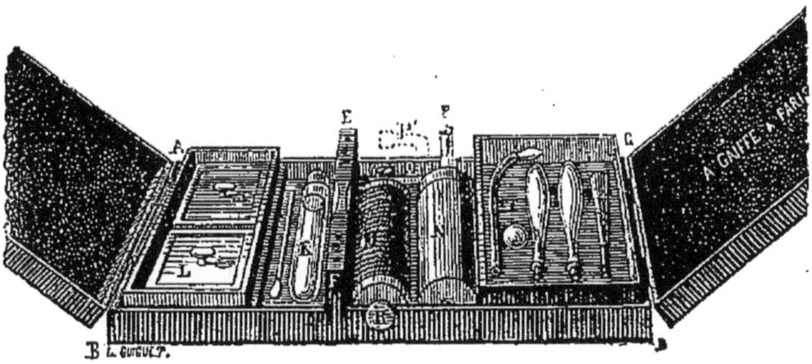

Fig. 35.

gulaire L en gutta-percha (fig. 36). Le trembleur est à découvert, et peut être approché ou éloigné de la bobine au moyen d'une vis. Les interruptions du

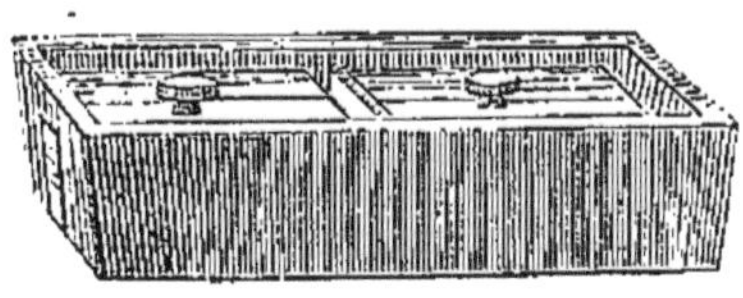

Fig. 36.

courant peuvent être réglées à volonté dans ce dernier appareil, par une bande élastique de cuivre qui ferme le courant lorsqu'on la maintient abaissée.

Un tube graduateur R pénètre entre le barreau central de fer doux et la bobine inductrice. Pour augmenter l'énergie du courant, il suffit de tirer au dehors ce petit tube métallique.

Des excitateurs de formes diverses T sont en outre joints à la boîte qui, par son peu de volume et la facilité avec laquelle en peut la mettre en fonction, présente de très-grands avantages.

Nouvel appareil de M. Gaiffe avec la pile au chlorure d'argent (fig. 37). — Cet appareil diffère du précédent par l'interrupteur et par la pile.

La boîte est séparée en deux parties. La première case renferme les deux couples de piles L, L', serrés entre la partie AD de la boîte et des ressorts qui établissent les communications. La seconde case renferme la bobine M, sur laquelle sont roulés les fils inducteur et induit. Le bouton plat R est la tête du tube graduateur; en le tirant plus ou moins, on augmente ou diminue l'intensité des courants.

A l'autre extrémité de la bobine se trouve le mécanisme interrupteur, réglé par le levier articulé P qui peut s'incliner jusqu'en P'. En P, il fait vibrer le marteau trembleur et détermine par conséquent des intermittences rapides. Dans la position P', la communication est rompue; c'est celle que l'on doit donner au levier lorsqu'on ne se sert pas de l'appareil. Dans la position P', le levier sert encore à donner des intermittences espacées, lorsqu'on exerce avec le doigt, sur la tête d'ivoire, des pressions qui le mettent en communication momentanée avec la petite vis O. Sur la traverse EF, viennent aboutir en 1, 2 et 3, les extrémités des fils inducteur et induit. 1 et 2 livrent l'extra-courant qui naît dans le fil inducteur; 2 et 3 livrent le cou-

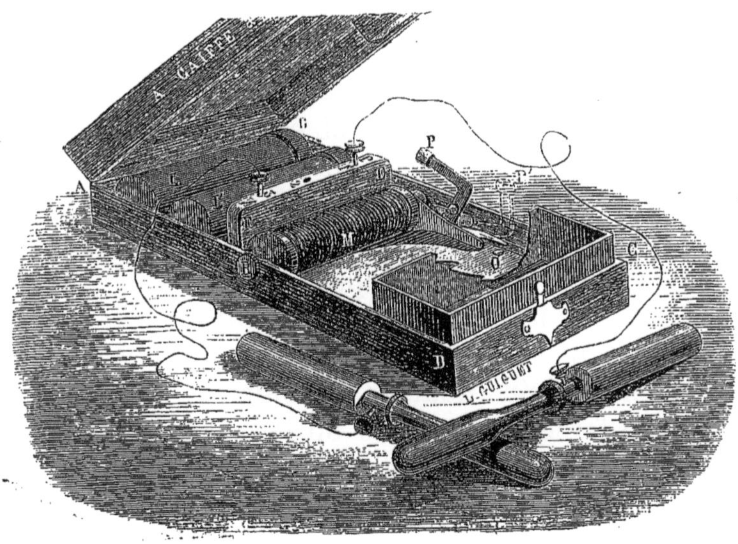

Fig. 37.— Appareil de Gaiffe

rant induit; 1 et 3 donnent les deux courants réunis. La pile qui donne le courant inducteur est, avec quelques modifications, la pile au chlorure d'argent que nous avons décrite plus haut (page 63).

APPAREIL DE MORIN. — L'appareil de Morin, est un appareil assez commode, qui se compose d'une pile de Bunsen modifiée et d'un mécanisme d'induction qui est mis en communication avec la pile au moyen d'une lame mobile. On peut à volonté recueillir l'extra-courant, ou le courant de la deuxième hélice, ou les courants réunis des deux fils. M. Chardin a modifié cet appareil en rendant la pile indépendante. Celle-ci est enfermée dans une petite boîte et est composée de deux éléments au peroxyde de plomb et à l'hydrochlorate d'ammoniaque. Ces éléments ont malheureusement l'inconvénient de se polariser rapidement.

Cette disposition a un double but :

1° D'avoir toujours son courant électrique tout prêt, sans avoir à manïer ni acides ni sels.

2° De forcer les élèves ou les personnes qui se servent de ces appareils, à séparer la pile, lorsque les séances d'électrisation sont terminées. De cette façon, on n'use pas inutilement les éléments et l'appareil se trouve complétement à l'abri de tout accident.

TROUSSE ÉLECTRO-MÉDICALE DE M. TROUVÉ. — Cette trousse (fig. 39) renferme en A la petite pile hermétique précédemment décrite ; B représente les deux rhéophores à cylindres, emboîtés l'un dans l'autre, et renfermant dans leur cavité une petite bobine d'induction.

L'autre compartiment de la trousse contient les

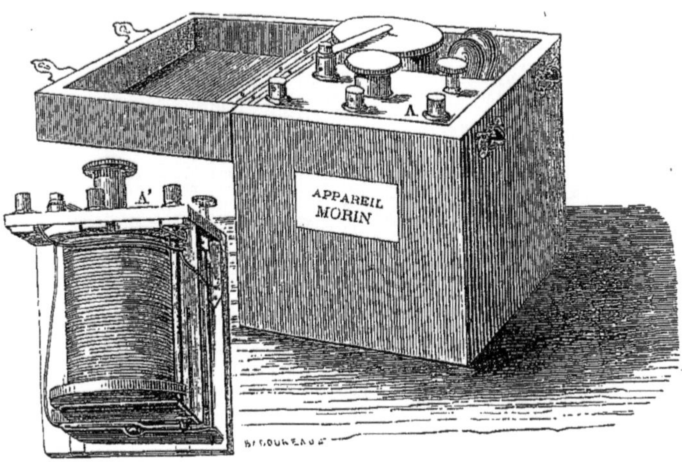

Fig. 38. — Appareil Morin.

divers rhéophores usuels, l'étui renfermant du sulfate de mercure et tous les autres accessoires.

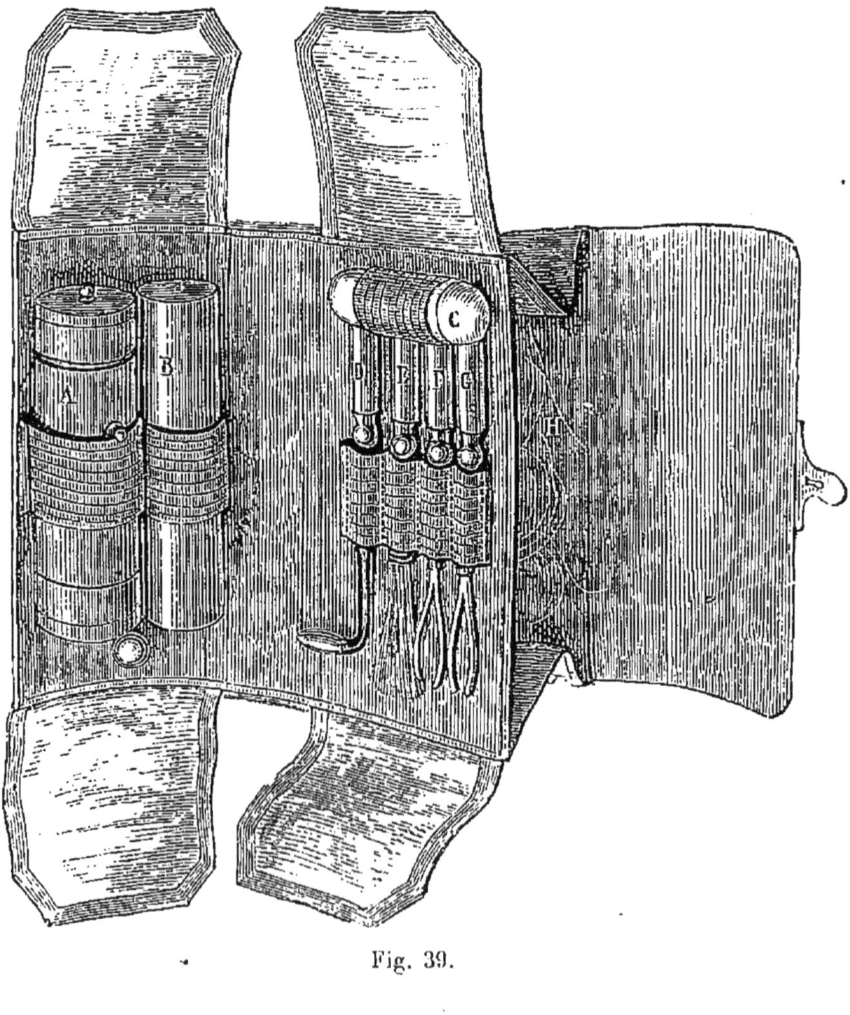

Fig. 39.

La petite bobine de cette trousse est composée de deux fils, l'un gros et court, et l'autre fin et long. On peut donc obtenir l'extra-courant et le courant induit. De plus, on peut ne prendre qu'une partie de ces courants. La graduation de ces courants est obtenue à la manière ordinaire au moyen d'un petit tube de cuivre. Le trembleur est renfermé dans un zinc de la bobine, et selon que l'on déplace le levier mobile, les interruptions deviennent lentes ou rapides.

APPAREIL DE M. MANGENOT. — Cet appareil (fig. 40) a plusieurs avantages sous un volume assez

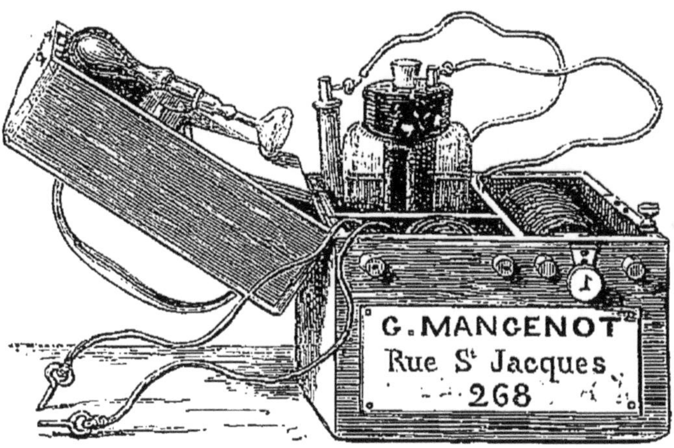

Fig. 40.

petit, il donne des courants puissants, et il est d'une construction solide. La pile est logée dans l'appareil, et se compose d'une petite bouteille qui renferme un cylindre creux de charbon dans lequel on introduit, lorsqu'on veut faire marcher l'appareil, un petit cylindre de zinc. Le liquide excitateur est le bisulfate de mercure. Comme on n'est point obligé de charger chaque fois la pile, on évite ainsi les inconvénients de ces mêmes piles à auges rectangulaires.

C'est dans cette même forme, que M. Mangenot a construit des appareils induits, où la bobine induite est formée par des fils de plomb ou d'argentan, au lieu d'être formée avec des fils de cuivre.

APPAREIL A INTERRUPTIONS RÉGULIÈRES. — Pour étudier l'influence des intermittences lentes ou rapides sur les mouvements du cœur et sur la contractilité musculaire dans certains cas de paralysie, M. Trouvé a construit, d'après nos indications, l'appareil induit représenté par les figures 41 et 42, lequel permet de régler à volonté le nombre des intermittences par seconde que l'on désire.

Cet appareil à chariot se compose :

1° D'une bobine inductrice indépendante des bobines induites;

2° De deux bobines induites (ou d'un plus grand nombre selon le besoin), s'adaptant successivement au chariot, formées de fils de différentes grosseurs;

3° D'un interrupteur spécial qui constitue la partie principale de l'appareil.

Cet interrupteur (fig. 41 et 42) se compose d'un cylindre divisé en vingt parties, dont chacune contient des touches dans la progression suivante, c'est-à-dire de 1 à 20.

Ce cylindre, mu par un mouvement d'horlogerie muni d'un volant à résistance variable, est parcouru instantanément et à volonté par un stylet qui a pour but d'interrompre simultanément soit le courant direct d'une pile à courant continu, soit le courant d'induction, autant de fois qu'il y a de touches à la division qu'il occupe.

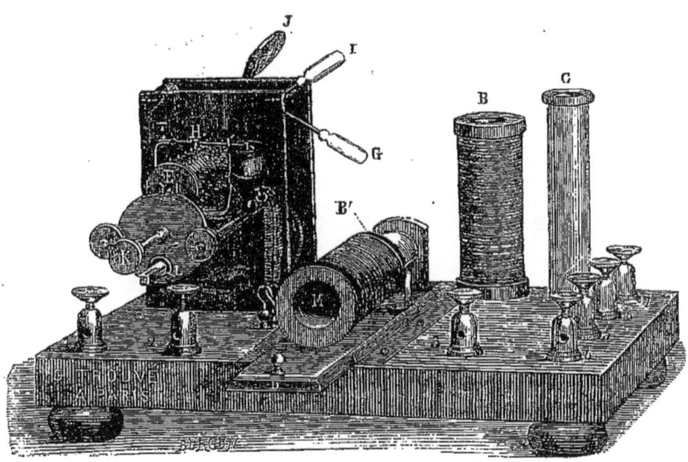

Fig. 41.

En donnant au cylindre une vitesse de 1, 2, 3, 4 tours, etc., par seconde, chaque touche est multipliée par ces vitesses correspondantes, c'est-à-dire qu'avec ce seul cylindre on obtient avec la plus

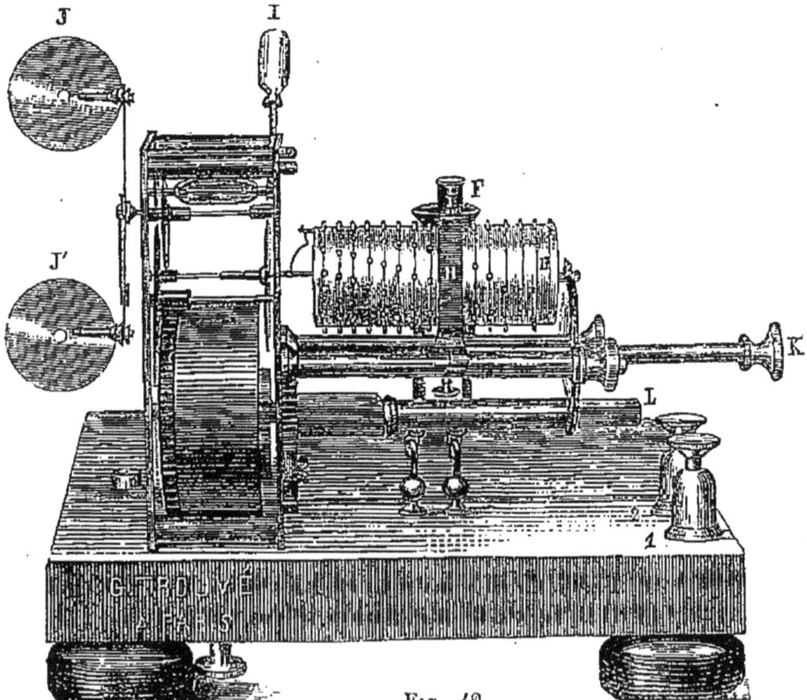

Fig. 42.

grande précision depuis 1 interruption par seconde jusqu'à 80; ce qui donne, autrement dit, dans un temps donné, un nombre d'interruptions voulu.

La graduation du courant d'induction dans cet appareil s'obtient à l'aide du chariot, d'une manière plus parfaite qu'avec tout autre système, puisque l'on va d'un effet nul à un maximum en passant par tous les intermédiaires.

Les courants sont obtenus au moyen de la pile hermétique (grand modèle) que nous avons déjà décrite.

M, bobine inductrice, et C son tube graduateur; B, B' bobines induites, dont l'une à gros fil de 100 mètres de long, et l'autre à fil fin, de 200; D, chariot pour graduer les courants induits; E, cylindre avec mouvement d'horlogerie; H, stylet interrupteur à mercure; K, bouton pour déplacer le stylet; J, J' (fig. 29 et 30), ailettes du volant à résistance variable; L, remontoir du mouvement d'horlogerie; I et G, même levier en positions différentes : I est pour la mise en mouvement de l'interrupteur et G pour l'arrêt; 1 et 2, serre-fils pour recevoir les rhéophores de la pile à courant continu; 3 et 4, serre-fils de la pile pour produire les courants d'induction; on recueille ces derniers en plaçant les cordons des électrodes en 5 et 6 pour l'extra-courant, en 6 et 7 on recueille les courants induits; en 5 et 7, l'extra-courant et les induits réunis.

Pour obtenir que les passages successifs du courant principal ne varient pas en durée, quel qu'en soit le nombre dans un temps donné, on a donné la disposition suivante :

Le stylet E (fig. 43), comporte deux contacts A, B, en platine, superposés l'un à l'autre sur une plaque en bois. Ces contacts sont mis directement et à volonté dans le circuit au moyen d'un ressort à boudin. On conçoit dès lors que si le contact supérieur B est dans le circuit, le passage du courant sera établi au moment même où le stylet sera soulevé par une touche cylindrique C pour cesser immédiatement lorsque la touche sera passée.

Or, comme, d'un côté, toutes les touches du cylindre ont la même vitesse, et que, de l'autre, le stylet E et le ressort antagoniste D restent invariables, il en résulte que le temps du soulèvement du stylet reste lui-même invariable, quel que soit

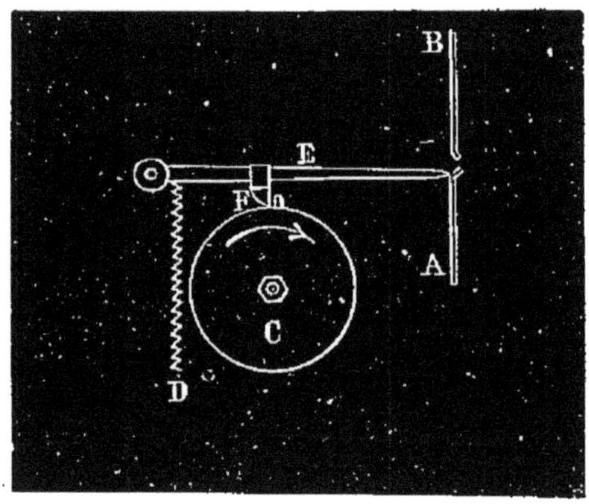

Fig. 43.

le nombre de soulèvements pour une révolution du cylindre.

Il en est de même du passage du courant qui est lié au soulèvement du stylet.

Les choses se passent autrement si la communication électrique a lieu par le contact A, car le passage du courant a lieu pendant toute une révolution du cylindre, si le stylet est placé sur la première division, soit une seconde, par exemple, tandis que, le stylet placé sur la division 20 du cylindre, le temps du passage des courants n'atteindra pas un vingtième de seconde.

Il résulte des deux effets que nous venons d'expliquer que pour produire des courants induits successifs, rigoureusement égaux, ce qui n'a lieu qu'avec cet appareil, il faudra établir la communication électrique avec le contact B, et avec A pour produire des courants continus intermittents.

Les deux serre-fils 1 et 2 ont été disposés à cet effet pour placer le patient et l'interrupteur dans le circuit d'une batterie à courant constant et continu. Il suffit alors de mettre l'interrupteur en mouvement pour avoir des intermittences.

Appareils magnéto-électriqués

Le premier appareil magnéto-électrique qui ait été construit est celui de Pixii. L'aimant permanent était mobile et l'électro-aimant, dans le circuit duquel les courants induits inverses et directs se manifestent, était fixe. Clarke modifia cet appareil et le rendit plus commode. Voici les parties principales qui le composent :

Un aimant M (fig. 44) en fer à cheval est fixe, et devant lui tourne une bobine de fil induit enroulé autour d'un morceau de fer doux N; les extrémités E E' du fer doux sont voisines des pôles de l'aimant. Dans cette position le fer doux est aimanté; mais lorsque la double bobine est éloignée de la même distance de chacun des pôles de l'aimant, le fer doux est complétement désaimanté; cela a lieu après un quart de tour. En allant de la première position (contact avec l'aimant) à la seconde position (éloignement égal des deux pôles), la bobine a été traversée par un courant induit finissant, et cela de la même manière que si l'aimant avait été éloigné. Lorsque la double bobine aura fait un demi-tour, le fer doux se sera réaimanté, et il y aura eu production d'un courant induit commençant, de même nature que si l'aimant avait été rapproché. Il en sera de même pour le demi-tour suivant, de sorte qu'à chaque révolution complète de l'axe la bobine est traversée par quatre courants induits, deux finissants et deux commençants.

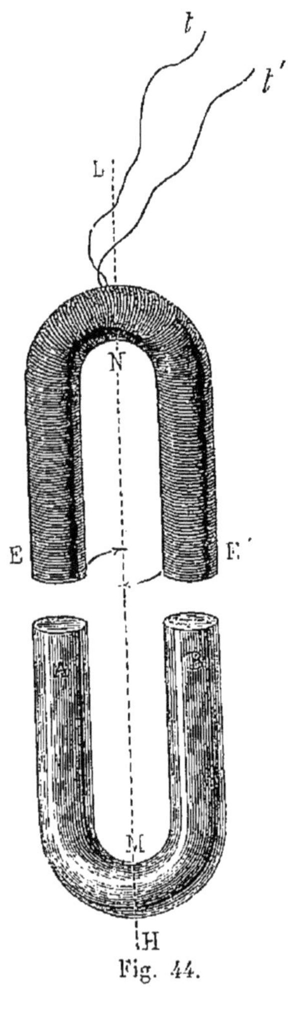

Fig. 44.

Pour rendre cet appareil plus facile à manier, Clarke lui a donné la disposition représentée par la figure 45. L'aimant est vertical et fixé solidement à une planche de bois P; deux bobines renfermant un fer doux tournent sur un axe horizontal A, en face des pôles de l'aimant B. Les courants induits ainsi formés dans chaque bobine communiquent avec les fils conducteurs par l'intermédiaire des deux ressorts x, y. La figure 45 représente la machine de Clarke décomposant l'eau d'un voltamètre. On produit avec cet appareil des effets physiques et physiologiques très-puissants. De cette manière, le sens du courant ne change pas à chaque demi-révolution : on fait passer

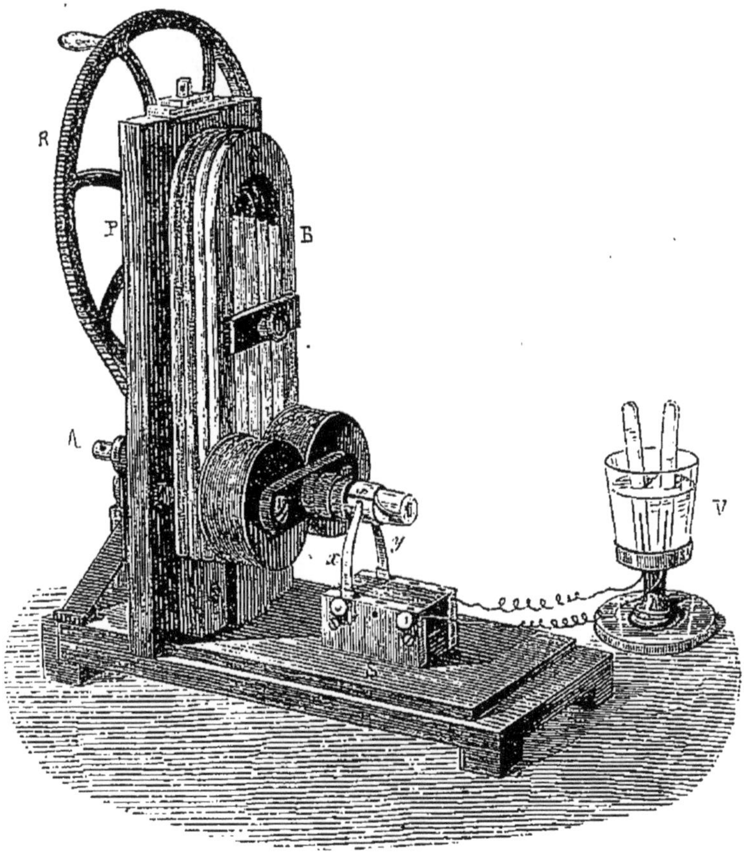

Fig. 43.

chacun des ressorts x, y d'une demi-virole à l'autre à chaque demi-révolution, de telle sorte que le signe des deux ressorts x, y reste toujours le même.

M. Gaiffe a donné à cet appareil une disposition qui le rend bien plus maniable sous un plus petit volume, tout en lui conservant une énergie suffisante pour produire des commotions très-fortes. Dans cet appareil (fig. 47), M. Gaiffe a entouré d'hélices non-seulement les extrémités de l'aimant

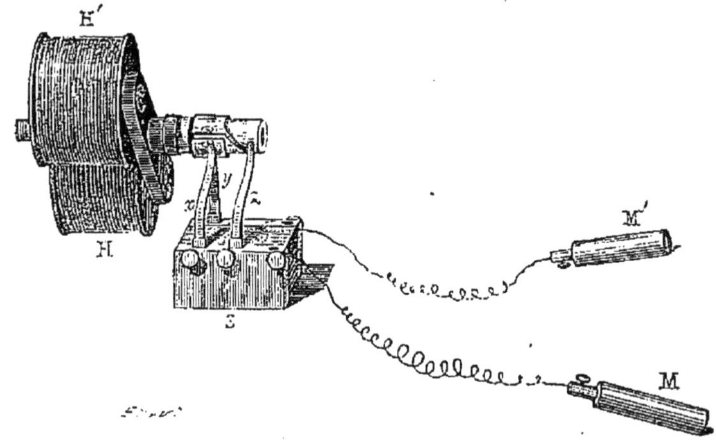

Fig. 46.

permanent qui est fixe, mais encore les extrémités de l'armature mobile en fer doux. Il se produit ainsi de nouveaux courants d'induction, qui viennent se réunir aux courants induits développés autour de l'aimant en fer à cheval. On augmente ainsi la puissance de l'appareil sans rendre le volume plus considérable.

On gradue l'appareil à l'aide d'une vis micrométrique, ce qui permet de rapprocher plus ou moins le fer doux des faces polaires.

MM. Berton frères et Duchenne (de Boulogne)

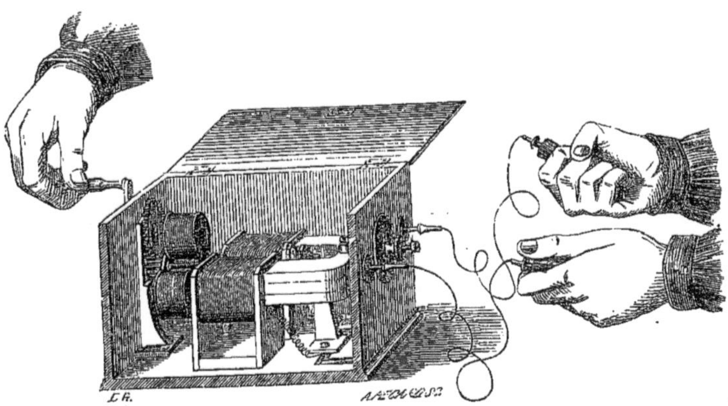

Fig. 47. — Appareil magnéto-faradique de Gaiffe.

ont construit des appareils analogues à ce dernier et offrant les mêmes avantages.

Ces divers appareils magnéto-électriques sont moins portatifs que les appareils électro-magnétiques, et nécessitent toujours un aide; mais, par contre, ils s'usent moins promptement et ne risquent pas d'être détériorés par les liquides excitateurs.

M. Gaiffe a également construit un appareil magnéto-faradique sur le modèle de Clarke, et analogue aux appareils magnéto-faradiques anglais ou américains; seulement, les courants sont toujours dirigés dans le même sens, au lieu d'être alternativement renversés. C'est au moyen de l'interrupteur qu'a lieu ce redressement des courants et en même temps la graduation. Cet appareil est représenté dans la figure 48.

Une boîte en accajou D, fermant à serrure, et munie d'une poignée sur le couvercle, contient tout l'appareil dont aucune pièce ne fait saillie à l'extérieur.

L'appareil se compose :

1° D'un aimant en fer à cheval ABB';

2° D'une armature de fer doux tournant devant les branches de l'aimant, et portant deux hélices dont une seule est visible, en H;

3° D'une roue dentée R qui commande la rotation de l'armature de fer doux en engrenant sur un pignon qui porte son axe. Une manivelle M met en action cette roue dentée;

4° D'un graduateur G, articulé en O, qu'on incline plus ou moins vers B ou B', suivant qu'on veut avoir des courants forts ou faibles.

Deux platines en laiton reliées entre elles par des

piliers portent tout l'appareil. On trouve enfin dans les cases C, C', les accessoires et excitateurs suivants : une paire de rhéophores, une paire de manches isolants, une paire de porte-éponges, un

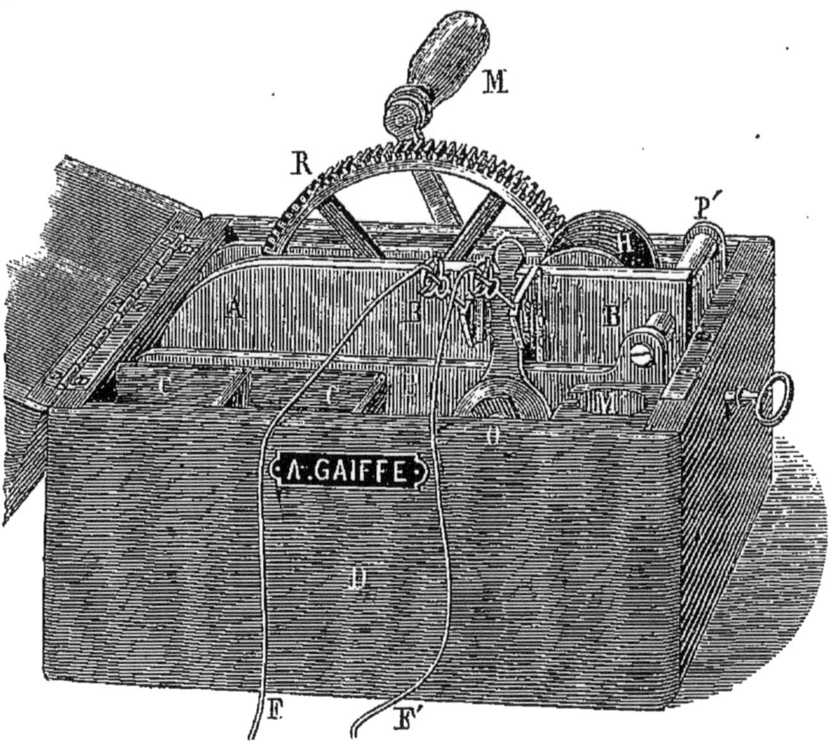

Fig. 45.

excitateur olivaire, et une brosse ou pinceau métallique. Le bloc percé M' reçoit la manivelle M, démontée lorsque l'appareil n'est pas en action.

Pour faire fonctionner l'appareil on visse la manivelle sur l'extrémité de l'arbre de la roue R qu'on voit au fond d'une ouverture pratiquée dans la paroi postérieure de la boîte, on amène en B′ le commutateur-graduateur G; on fixe sur lui les rhéophores comme le dessin l'indique; à l'autre extrémité des rhéophores on attache les manches isolants et l'on visse sur eux les excitateurs dont on a besoin; enfin le circuit fermé, on tourne la manivelle, et les courants se produisent.

Lorsque le graduateur est en B′, les commotions sont très-faibles, surtout si l'on tourne lentement la manivelle; mais, à mesure que l'on fait marcher le graduateur vers B et que l'on accélère la vitesse de rotation, elles deviennent de plus en plus fortes, et sont tout à fait intolérables lorsque l'on est arrivé en B.

Des lettres P (positif), N (négatif), gravées sur les deux faces extérieures du graduateur, près des points où s'insèrent les cordons, indiquent la direction des courants.

L'appareil ne demande d'autre soin que d'être maintenu dans un lieu sec. Il est important de ne pas placer dans la boîte des éponges ou autres excitateurs mouillés.

Appareil magnéto-électrique de poche, de M. Loiseau. — M. Loiseau a construit dans ces derniers temps un petit appareil sous forme d'une boîte rectangulaire de 10 centimètres de longueur, 7 centimètres de largeur et 4 centimètres d'épaisseur (fig. 49). Pour le faire fonctionner, il suffit d'ouvrir la boîte, de prendre la manivelle qui se trouve à l'intérieur du petit coffret et de visser dans le trou placé au-dessous de la boîte, ainsi que le montre la figure. Au-dessus se trouvent deux trous servant à y fixer les conducteurs auxquels on adapte les rhéophores. On tourne ensuite la mani-

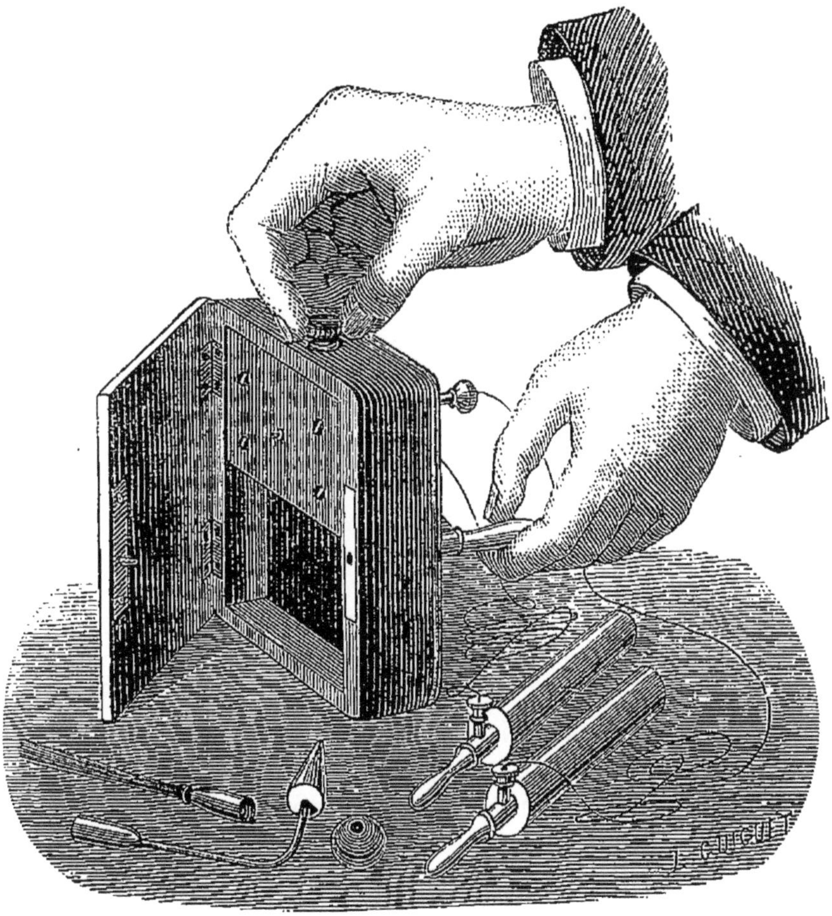

Fig. 49.

velle de gauche à droite pour obtenir le courant. Pour avoir un courant plus intense, on dévissera le bouton qui se trouve sur un des côtés de la boîte, en la tournant de la main gauche, ainsi que le montre la figure.

Accessoires des appareils électriques

RHÉOPHORES. — Les rhéophores sont des instruments qui servent à l'application de l'électricité aux organes malades; ils devront donc présenter des formes diverses en rapport avec les organes que l'on veut électriser.

DIFFÉRENTES ESPÈCES DE RHÉOPHORES. — On peut les diviser en deux classes : A, ceux qui servent à l'électrisation des organes extérieurs; B, ceux qui sont destinés à l'électrisation des organes situés profondément, tels que le larynx, la vessie, le rectum, etc.

A. — *Rhéophores des organes extérieurs.*

RHÉOPHORES A CYLINDRES (fig. 50). — Ces rhéophores, assez généralement employés, se composent de cylindres métalliques, le plus souvent en cuivre, dans lesquels on introduit une éponge mouillée lorsque l'on veut appliquer le courant. Cette sorte de rhéophores présente un double inconvénient : pour peu que l'on exerce une pression, on met les bords du tube en cuivre en contact avec la peau, ce qui est toujours très-douloureux, et, de plus, l'eau qui se trouve dans les éponges inonde le malade. Quant à nous, nous les rejetons absolument de la pratique.

RHÉOPHORES MÉTALLIQUES. — Ordinairement en cuivre, ils se présentent tantôt sous forme d'une sphère, tantôt d'un ovale, ou bien ils sont plus ou moins aplatis. Ces rhéophores, directement en contact avec la peau, sont très-douloureux et déterminent même parfois la formation d'eschares, surtout lorsque l'on emploie les courants continus. Pour éviter cet inconvénient, on les a recouverts de toile, ou mieux de peau, laquelle a pour effet d'empêcher le contact direct du métal avec l'épiderme, et, une fois mouillée, de conserver l'humidité pendant un temps assez long, ce qui facilite le passage du courant. Toutefois les rhéophores en métal ont l'inconvénient de s'oxyder au bout d'un certain temps, d'offrir alors un obstacle assez considérable au passage du courant, et de laisser des dépôts de cette oxydation sur la région où on les applique. Ils sont ainsi non-seulement une cause d'affaiblissement du courant, mais encore une cause de malpropreté qu'il est utile d'éviter.

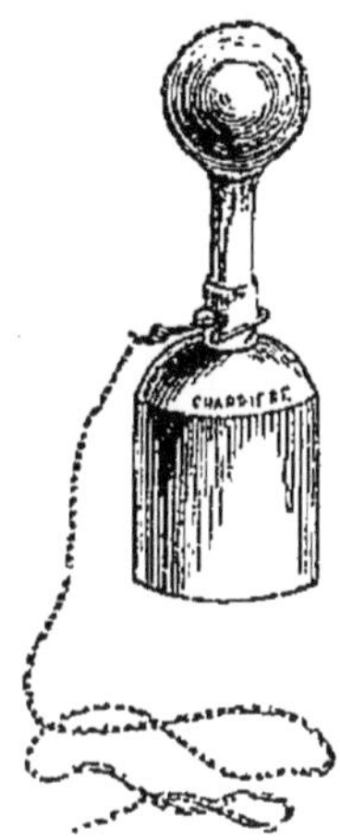

Fig. 50.

Tous les rhéophores métalliques finissent par s'oxyder, même ceux qui sont recouverts d'une couche d'or ou de nickel, car le passage des courants électriques fait rapidement tomber la couche préservatrice, et les métaux qui servent à transmettre les courants électriques s'altèrent avec la plus grande facilité.

RHÉOPHORES A CHARBON. — Ces rhéophores sont faits avec du coke pulvérisé et pilé, réuni en masse et enveloppé également de peau (fig. 51). Ils ont le grand avantage de ne pas s'oxyder et par conséquent de ne pas présenter les inconvénients dont nous avons parlé plus haut. Il est toujours préférable de leur donner une surface assez large, afin que le courant, occupant une étendue plus considérable, produise moins d'irritation locale.

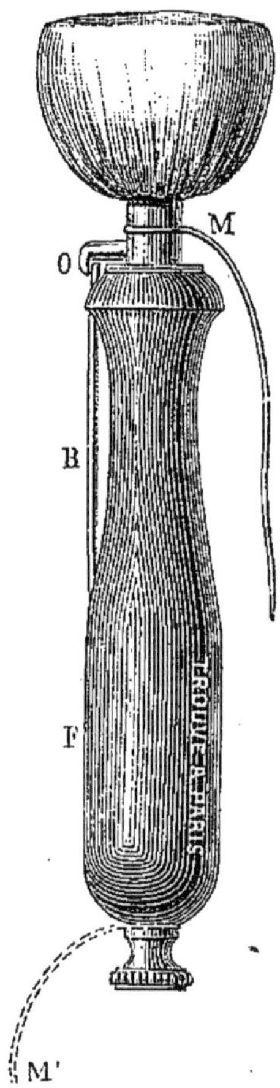

Fig. 51.

Il faut avoir la précaution de mouiller les rhéophores avant de les employer, car l'épiderme sec est mauvais conducteur de l'électricité et serait ainsi un obstacle au passage du courant.

Beaucoup de médecins se servent pour cela d'eau acidulée ou d'une solution de sel ordinaire. Ces liquides sont, en effet, meilleurs conducteurs de l'électricité que l'eau ordinaire, mais ils produisent assez souvent une irritation assez vive de la peau, ce qui nous a engagé à employer de préférence l'eau ordinaire.

Lorsque les rhéophores ont servi pendant un certain temps, la peau qui les recouvre finit par s'user sur une étendue plus ou moins considérable, et le métal, étant ainsi directement en contact avec l'épiderme, détermine une vive douleur. Il faut donc avoir soin de la renouveler assez fréquemment.

PINCEAU MÉTALLIQUE. — Ce pinceau (fig. 52), formé d'un faisceau de fils de cuivre déliés et rigides, est exclusivement destiné à l'électrisation cutanée. Son application est très-douloureuse, et l'on ne doit l'employer que dans les cas rares où l'on veut obtenir une forte dérivation sur la peau.

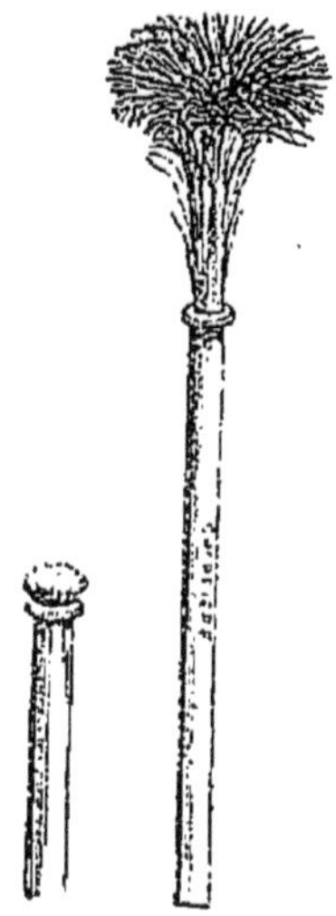

Fig. 52.

B. — *Rhéophores des organes profonds.*

RHÉOPHORE VÉSICAL. — Le rhéophore vésical se compose d'une sonde ordinaire en caoutchouc, renfermant un mandrin métallique dont l'extrémité antérieure pénètre dans la vessie ; l'extrémité postérieure est mise en communication avec l'un des pôles de la pile, positif ou négatif. L'autre pôle se rend à un rhéophore ordinaire que l'on place extérieurement au-dessus de la symphyse pubienne, pour établir le courant.

RHÉOPHORE VÉSICAL DOUBLE DE DUCHENNE. — Il est composé de deux tiges métalliques flexibles introduites dans une sonde à double courant, qui les isole l'une de l'autre. Ces deux rhéophores sont terminés à leur extrémité vésicale comme dans la figure 54, de telle sorte qu'étant rapprochés comme dans la figure 53, ils présentent la forme d'une sonde ordinaire. Pour que cette sonde puisse fonctionner, il est nécessaire de vider préalablement la vessie, car l'urine, humectant la sonde, empêcherait le courant d'arriver à l'extrémité.

Rhéophore laryngien. — Analogue au précédent, il n'en diffère que par la courbure et par un anneau coulant destiné à limiter le degré d'écartement des deux branches.

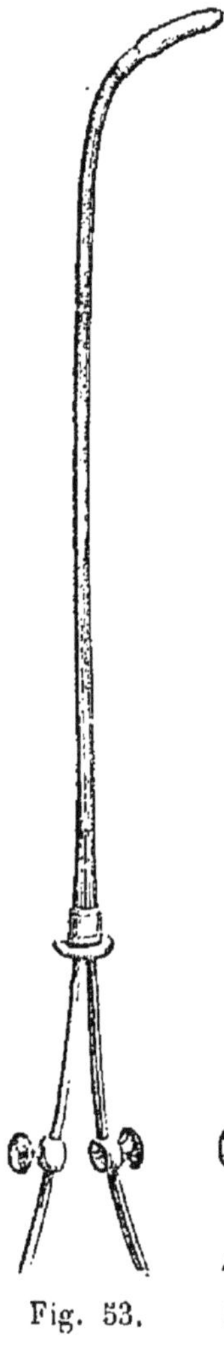

Fig. 53.

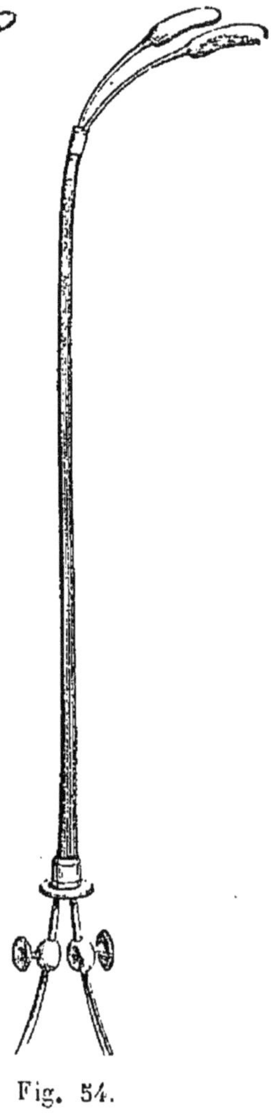

Fig. 54.

Rhéophore utérin (fig. 55). — Il ne diffère des précédents que par sa courbure et la plus grande largeur des plaques qui le terminent. Chacune de ces plaques est placée sur les côtés du col de l'utérus.

Rhéophore pour le conduit auditif. — Ce rhéophore, employé fréquemment dans les affections de l'oreille, se compose essentiellement d'un pavillon B (fig. 56) en ivoire, supporté par un manche C ; une tige métallique communiquant avec un des pôles de la pile pénètre dans le pavillon et sort par le sommet. Cette disposition permet d'appliquer le courant sur un point situé très-profondément dans l'oreille sans toucher aux autres parties du conduit auditif, et en même temps le pôle n'est point en

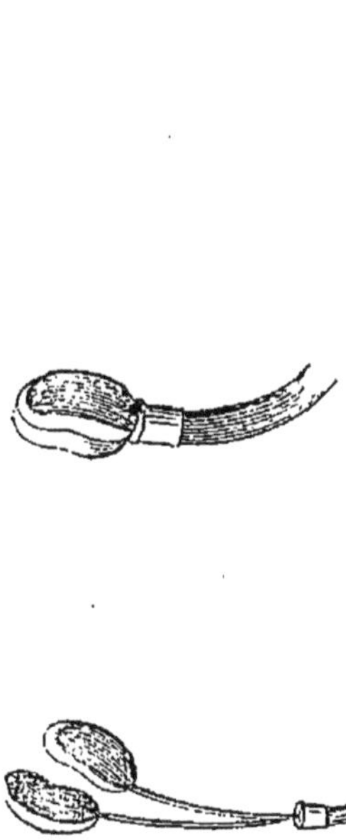

Fig. 55.

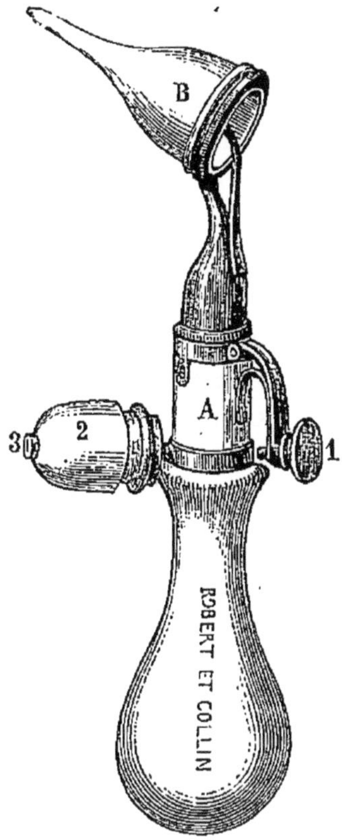

Fig. 56.

contact direct avec la membrane du tympan. On injecte préalablement de l'eau tiède dans l'oreille avec une petite seringue de verre, et le courant traverse cette légère couche d'eau qui se trouve ainsi entre l'extrémité A et la membrane du tympan, ce qui a l'avantage d'atténuer considérablement la force du courant. L'autre pôle, communiquant à un rhéophore ordinaire, est appliqué extérieurement sur le cou.

FILS CONDUCTEURS. — Les fils conducteurs relient les rhéophores à la pile ou au collecteur. Leur diamètre est généralement de 4 à 5 millimètres. (Pour l'électrolyse ou pour la galvanocaustie, on emploie des fils beaucoup plus gros.) On les recouvre d'un fil de soie pour les isoler. Il est nécessaire de donner à ces fils une couleur différente pour désigner le pôle auquel ils correspondent ; en général, on a adopté le fil rouge pour le pôle positif, et pour le pôle négatif, le fil vert.

Lorsque le fil conducteur a servi pendant un certain temps, il devient très-cassant, et la cassure a surtout lieu à l'une de ses extrémités, soit celle qui correspond au rhéophore, soit celle qui s'attache à la pile ou au collecteur. Dans ce cas, lorsqu'on ne peut pas s'adresser aussitôt au fabricant, on coupe le fil avec des ciseaux un peu au-dessus de la cassure, l'on et en dépouille un petit bout de son enveloppe de soie, pour l'attacher directement à la pile ou au rhéophore.

Si la cassure se trouve dans la partie moyenne du fil, il se produit quelquefois le fait suivant qui peut induire en erreur : les deux extrémités de la cassure restent maintenues par l'enveloppe de soie, de sorte que, suivant la plus ou moins grande tension du fil, les deux extrémités sont rapprochées et en contact direct, ou bien éloignées l'une de l'autre ; le circuit électrique, étant ainsi tantôt ouvert et tantôt fermé, détermine à chaque fermeture du courant, des secousses que l'on attribue au mauvais fonctionnement de la pile.

Lorsque le courant est interrompu par suite de la cassure de l'un des fils dans la partie enveloppée par la soie, il faut rechercher quel est celui des deux fils dans lequel elle a eu lieu. Pour cela, on peut employer le moyen pratique suivant : pour reconnaître si la cassure se trouve dans le fil du pôle positif, on met l'extrémité de ce fil en contact avec la langue, et avec l'autre main, on tient le bout central du fil correspondant au pôle négatif. Si la cassure existe dans le fil du pôle positif, le courant ne passe pas, et l'on n'éprouve aucune sensation à la langue ; si le fil est intact, le courant passe et se reconnaît par la sensation du courant électrique sur la langue ; c'est alors le second fil qui se trouve interrompu. Pour reconnaître si la cassure se trouve dans le fil du pôle négatif, on emploie le même procédé, en mettant en contact avec la langue le bout périphérique de ce fil, et en tenant avec l'autre main le bout central du fil positif ; la non-sensation ou la sensation du courant électrique sur la langue indique s'il y a ou non rupture du fil. Ces petits accidents sont très-communs dans la pratique, et c'est pour cela que nous avons voulu les signaler.

Galvanomètre. — Le galvanomètre est un appareil à peu près indispensable lorsque l'on applique des courants faibles. Il sert en effet à indiquer si le courant passe, et aussi, jusqu'à un certain point, quelle est la force de ce courant. Celui qui est le plus généralement employé est le galvanomètre à cadran. Sa sensibilité est assez grande pour permettre de reconnaître le passage d'un courant très-faible. Le galvanomètre placé verticalement exige, pour être aussi sensible que le précédent, des conditions de construction qui en rendent le prix beaucoup plus élevé. C'est celui qu'on emploie pour les appareils fixes, et il se place d'ordinaire sur le collecteur.

DIFFÉRENCES QUI EXISTENT ENTRE LES DIVERS COURANTS INDUITS

Il existe une différence très-notable entre l'action du courant de la première hélice (extra-courant) et l'action du courant de la deuxième hélice (courant induit). Duchenne (de Boulogne) a formulé ces différences d'action dans les propositions suivantes :

A. Le courant de la deuxième hélice excite plus vivement la rétine que celui de la première hélice, lorsqu'il est appliqué à la face ou sur le globe oculaire par l'intermédiaire des rhéophores humides.

B. Le courant de la deuxième hélice excite plus vivement la sensibilité cutanée que celui de la première hélice.

C. Le courant de la première hélice excite plus vivement que celui de la deuxième la sensibilité de certains organes placés plus ou moins profondément sous la peau, tels que les testicules, l'intestin et la vessie.

D. Le courant de la deuxième hélice provoque des contractions réflexes plus énergiques que le courant de la première hélice.

E. Lorsque des rhéophores humides sont appliqués sur la surface cutanée, le courant de la deuxième hélice pénètre plus profondément dans les tissus que le courant de la première hélice.

De cette différence d'action de l'extra-courant et du courant induit, Duchenne (de Boulogne) a conclu que chacun de ces deux courants possédait des propriétés physiologiques *spéciales*, indépendamment de leurs propriétés physiques.

C'est contre cette théorie que MM. Becquerel se sont aussitôt élevés, et ils ont démontré que ces différences physiologiques sont le résultat de conditions physiques différentes pour l'extra-courant et le courant induit proprement dit, et que les courants induits, de quelque ordre qu'ils soient, produisent les mêmes effets lorsque leur *intensité*, leur *tension* et leur *durée* sont les mêmes.

Le courant de la seconde hélice est produit dans un fil beaucoup plus long et plus fin que l'extra-courant, ce qui fait qu'il a une grande tension, tandis que le courant de la première hélice est produit dans un fil court et gros, et par conséquent possède une tension plus faible.

On peut donc aisément concevoir que le courant induit, ayant plus de tension, pénètre plus profondément dans les tissus.

D'ailleurs on obtient identiquement les mêmes effets en employant des courants de la deuxième hélice, dont l'une est formée par un fil court et gros, et l'autre par un fil fin et long. Avec notre appareil physiologique à interruptions régulières, où l'on peut, à volonté et dans les mêmes conditions d'induction, se servir de bobines induites à fils variables, on obtient constamment les principales différences d'action signalées par Duchenne. Donc, la proposition A peut s'énoncer ainsi : Le courant induit qui a le plus de tension excite plus vivement la rétine.

De même, la proposition B peut aussi, au moins en grande partie, être énoncée ainsi : Le courant induit qui a le plus de tension excite plus vivement la sensibilité cutanée.

Les propositions D et E sont aussi la conséquence évidente de la tension plus ou moins grande. En effet, si le courant de la seconde hélice pénètre plus profondément dans les tissus, c'est qu'il a plus de tension, et c'est pour cela aussi qu'il détermine des contractions à une distance plus éloignée du point d'application des pôles.

La proposition C est donc la seule où la tension ne paraisse pas avoir de l'influence.

Mais la différence de tension n'est pas la seule qui existe entre le courant inducteur et le courant induit ; il faut aussi tenir compte de l'*intensité* et de la *durée* qui peuvent amener des différences d'action assez considérables, la tension restant la même.

En effet, lorsque la tension est la même ou même lorsqu'elle est un peu plus faible, l'extra-courant agit plus vivement sur la sensibilité des muscles et sur l'excitabilité de certains organes, tels que le testicule, l'intestin et la vessie.

Il y a entre l'extra-courant et le courant induit de la deuxième bobine d'autres différences physiques que celles relatives à la tension. D'abord, l'extra-courant ne se compose jamais que d'un seul courant induit, celui qui marche dans le même sens que celui de la pile, tandis que le courant induit proprement dit se compose de deux courants instantanés dirigés alternativement en sens contraire.

Ce fait seul explique pourquoi, même à tension égale, le courant de la deuxième hélice agit plus énergiquement sur l'excitation des nerfs sensitifs de la peau.

Quant à l'action sur les muscles superficiels et sur certains organes, tels que les testicules, etc., l'action plus excitante de l'extra-courant s'explique par *une différence de quantité*, élément important dont on n'a pas tenu compte.

En effet, comme nous l'avons observé pour des courants de même ordre, mais différents sous le rapport de la quantité, l'action physiologique, dans certaines circonstances, varie selon la quantité. Ainsi, avec des courants induits de même tension, mais ayant une *action différente sur le galvanomètre*, nous avons trouvé que les courants qui faisaient dévier le plus l'aiguille du galvanomètre, c'est-à-dire ceux qui ont le plus de *quantité*, déterminaient aussi des excitations plus énergiques.

Or, la quantité a justement sur le tissu musculaire même, lorsqu'il agit directement, et sur les organes tels que la vessie et les testicules, une action très-manifeste. Les courants continus, par exemple, si faible que soit leur action chimique, ont toujours une quantité supérieure aux courants induits et même à l'extra-courant : aussi leur action sur ces organes est très-énergique. Nous avons observé ces faits un grand nombre de fois, mais l'exemple le plus remarquable est fourni par les cas de paralysie faciale périphérique. Dans ces cas, le nerf a perdu son excitabilité, et les muscles seuls peuvent encore être excités directement, mais en même temps la tension a sur la contraction musculaire une influence relativement moins considérable que la quantité. Ainsi avec douze éléments au sulfate de mercure et une petite surface de zinc, on obtient des contractions moins prononcées qu'avec huit éléments, les zincs offrant une surface plus grande.

En général même, on peut dire que la tension agit plus puissamment sur le système nerveux, et que la quantité a une action plus marquée sur les contractions idio-musculaires et surtout sur les fibres musculaires lisses. Il n'y a donc rien d'étonnant qu'entre deux courants induits ayant la même tension, mais différant par la quantité, il y ait des différences dans le rapport de l'excitation des muscles.

Nous pouvons conclure de toute cette discussion, que les différences d'action physiologique que l'on observe entre les divers courants induits dépendent toutes de conditions physiques. Les différences de tension jouent le principal rôle, mais, à côté de la tension, la quantité et la durée ont également une influence manifeste, et sont dans certains cas, la mesure des différences que l'on observe dans les faits physiologiques.

De la différence d'action physiologique des courants induits, selon la nature du fil métallique formant la bobine induite.

Nous avons recherché les différences que la nature du fil qui compose les bobines induites pouvait déterminer au point de vue physique et surtout au point de vue physiologique.

Nous avons fait faire absolument dans les mêmes conditions des bobines induites avec des fils de cuivre, des fils de plomb et des fils d'argentan.

Le diamètre du fil était le même, et la longueur était de 210 mètres pour chacun de ces fils.

Toutes les bobines étaient construites de la même façon et étaient influencées d'une manière identique par le courant inducteur.

Sur les nerfs et sur les muscles de l'homme sain, les effets de la secousse ont été différents selon la nature du métal, et l'on peut dire, d'une manière générale, que lorsque le fil de la bobine induite est formé par un métal mauvais conducteur de l'électricité, la contraction est plus forte et l'impression sur les nerfs cutanés moins vive qu'avec des fils bons conducteurs, comme le cuivre, par exemple.

Les effets sont d'autant plus marqués que la résistance extérieure est plus grande. Ainsi, en faisant passer le courant à travers de l'eau alcoolisée, et en le diminuant jusqu'à un minimum, lorsque les contractions musculaires n'ont plus lieu avec le courant de la bobine des fils de cuivre, on obtient encore, dans les mêmes conditions, des contractions avec le courant provenant de la bobine en fil d'argentan.

Sur les muscles superficiels, la différence entre les courants de la bobine de cuivre et ceux de la bobine d'argentan est beaucoup moins prononcée; elle s'accentue à mesure que l'épiderme est plus épais ou que les muscles sont plus profonds.

L'impression déterminée par le courant des fils de plomb ou des fils d'argentan est moins vive, elle s'irradie moins loin sur les nerfs superficiels de la peau. Dans les appareils électro-magnétiques employés en médecine, il est donc plus avantageux d'employer des fils d'argentan ou de plomb que des fils de cuivre, car les fils d'argentan et de plomb, avec une longueur égale, produisent des courants pénétrant plus profondément dans les muscles et déterminent sur la région cutanée des impressions moins douloureuses. Les courants induits des bobines à fils de cuivre ne sont préférables que dans les cas où l'on veut déterminer une forte révulsion et une vive excitation sur les nerfs cutanés.

M. Mangenot a construit, d'après nos indications, des appareils induits avec des bobines en fils de plomb et d'argentan, dont nous nous servons journellement (voir fig. 40, p. 69).

DE L'EMPLOI DE L'ÉLECTRICITÉ STATIQUE

L'électricité statique, ou électricité de frottement, était souvent employée au siècle dernier, mais elle a été beaucoup délaissée et avec raison depuis la découverte des courants d'induction. On peut, en effet, avec les appareils d'induction, obtenir les mêmes conditions d'excitation électrique, avec une graduation bien meilleure, avec moins de difficulté, et avec des moyens bien plus simples. Cette méthode ne présente aucun avantage réel sur l'emploi des courants ordinaires d'induction; elle a, de plus, l'inconvénient de n'être qu'un mode empirique et d'agir sur l'esprit et l'imagination du malade par son mode d'administration. Le public a déjà trop souvent une tendance marquée, pour confondre l'électrothérapie avec des sciences occultes et je ne sais quels procédés mystérieux, pour qu'il soit du devoir de tout médecin réellement digne de ce nom, de ne pas employer des moyens qui puissent frapper l'imagination dans ce sens. La machine électrique, avec sa roue, son tabouret de verre, les bouteilles de Leyde, les étincelles que l'on fait passer sur divers points du corps, les cheveux qui se dressent, etc., impressionnent vivement les malades, mais, à vrai dire, ne constituent nullement un moyen vraiment scientifique. Néanmoins nous ne blâmerions pas avec tant d'énergie ces procédés, si réellement ils étaient nécessaires, mais ils sont inutiles et voici pourquoi :

L'électricité de la machine électrique, absolument

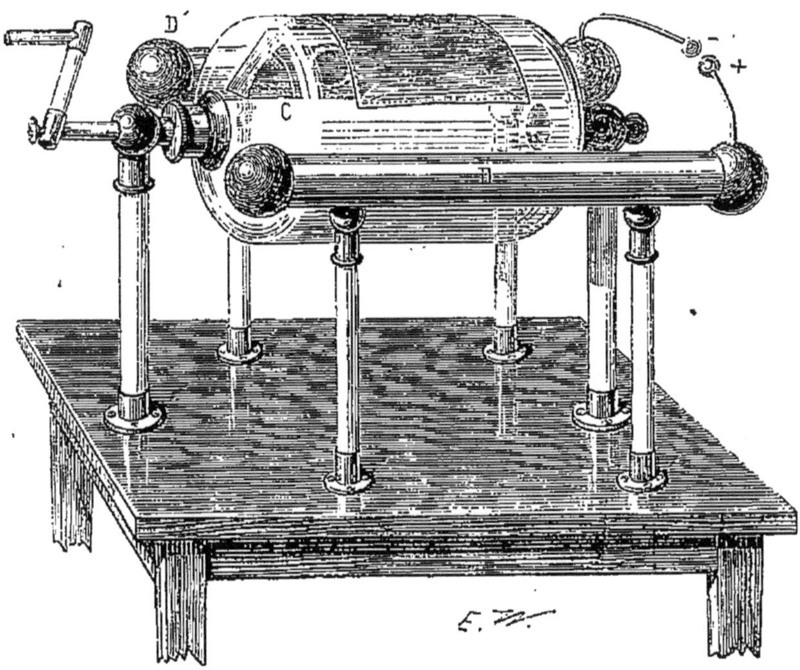

Fig. 57.

comme l'électricité développée dans la bobine d'induction, agit par la tension ; l'une, comme l'autre, provoque par son passage les mêmes effets physiques et physiologiques. Il en est identiquement de même pour la bouteille de Leyde ; l'irritation des nerfs et la contraction musculaire sont dues, dans tous les cas, au choc musculaire que détermine la combinaison du fluide électrique. En un mot, que le dégagement et la production d'électricité soient le résultat du frottement ou de l'induction dans une bobine, nous nous trouvons en présence de courants ayant les mêmes propriétés physiques, agissant de la même façon sur les tissus vivants et, par conséquent, ayant la même action thérapeutique.

Si, comme cela s'est également pratiqué d'une façon tout empirique, on se contente de laisser le malade en communication avec la machine électrique au moyen d'une chaîne métallique, sans tirer d'étincelles et sans déterminer d'excitation, nous sommes persuadé, d'après nos observations personnelles, que l'on ne produit aucune action manifeste, sauf toutefois *l'action imaginative*, ce qui est quelquefois beaucoup, mais ce qu'il est de la dignité du médecin de ne jamais rechercher.

Que des guérisons cependant puissent être obtenues par l'emploi de l'étincelle électrique ou de la bouteille de Leyde, cela n'a rien d'extraordinaire, puisqu'on en obtient par les courants d'induction, et que les effets de ces deux espèces d'électrisation sont les mêmes. La question est uniquement de savoir s'il est préférable d'employer l'un ou l'autre procédé; or il est hors de doute que l'électricité statique est plus difficile à doser, plus fastidieuse à employer, plus douloureuse; même, de plus, que les appareils en sont plus coûteux et plus encombrants; on ne voit pas, par conséquent, l'avantage qu'il y a à se servir de cette méthode d'électrisation, qui a en même temps le très-grand inconvénient de frapper l'esprit d'un public souvent ignorant et superstitieux.

Nous ajouterons cependant que l'électrisation par les machines à frottement ou par la bouteille de Leyde est, dans certains cas, préférable aux appareils induits ordinaires et mal construits. Dans ceux-ci les interruptions sont toujours très-nombreuses, elles sont au minimum de 25 à 30 par seconde, et c'est justement cette succession rapide d'excitations qui souvent est une cause d'irritation trop vive et de fatigue musculaire. Nous insistons sur ce point d'une façon toute spéciale, car il est des plus importants en électrothérapie. Avec l'électricité statique, au contraire, on ne peut jamais déterminer une série aussi rapide d'excitations, et l'on peut, même en un temps donné, produire exactement le nombre d'interruptions que l'on désire; on se trouve ainsi dans de meilleures conditions pour agir sur les organes malades, et par conséquent l'électricité statique ne peut, sous ce rapport, donner lieu aux accidents que produisent quelquefois les appareils induits ordinaires et de fabrication grossière. Mais, avec la pédale, et mieux avec le métronome, et surtout avec les modifications de notre appareil à interruptions régulières, on peut arriver à limiter encore plus facilement le nombre des excitations qu'avec la machine à frottement, et éviter ainsi complétement cet inconvénient des appareils ordinaires à induction, et, de plus, l'on n'a aucun des désavantages des appareils à électricité statique.

Lorsqu'on veut uniquement stimuler la peau, on peut employer avec avantage l'électricité statique, mais il n'est nullement nécessaire, dans ce cas, d'avoir recours à une machine électrique, et il suffit d'une petite plaque en caoutchouc durci. Sur une plaque de ce genre de 40 à 50 centimètres de long sur 20 de large, est appliquée une petite lame d'étain de 10 centimètres carrés. On passe sur la surface une flanelle sèche ou une peau de chat, ce qui développe de l'électricité en suffisante quantité, pour qu'en approchant cette plaque d'une partie quelconque du corps il se dégage un grand nombre de petites étincelles qui stimulent la peau, et souvent la font rougir. On recommence cette petite manœuvre plusieurs fois en une séance.

C'est un moyen très-simple, et très-facile de produire une excitation cutanée, un peu plus énergique qu'avec les frictions ou le massage. A vrai dire, c'est le seul cas où l'emploi de l'électricité statique soit utile et pratique.

DIFFÉRENCES PHYSIQUES QUI DISTINGUENT LES COURANTS CONTINUS ET LES COURANTS INDUITS

Il est impossible de se faire une idée exacte des différences thérapeutiques que l'on peut obtenir par les courants induits et par les courants continus, si l'on ne se rend pas compte des différences physiques qui existent entre ces deux espèces de courants. Comme toute espèce de mouvement moléculaire, l'électricité subit une série de métamorphoses et apparaît avec des propriétés différentes.

En effet, tout courant électrique doit être considéré selon ces deux propriétés : 1° la tension ; 2° la quantité, qui, toutes deux, font, dans des proportions variables, partie intégrante de tout courant électrique.

Ces deux éléments varient déjà dans les courants induits selon plusieurs conditions, telles que la grosseur et la longueur du fil de la bobine, et aussi, comme nous l'avons vu, selon la nature même de ce fil. Les applications physiologiques et thérapeutiques sont évidemment différentes selon le courant induit employé, et si cette différence existe entre des courants induits, on comprend aussitôt combien elle doit être énorme entre des courants induits et des courants continus.

Ce qui différencie, en effet, avant tout les courants induits d'avec les courants continus, c'est que les premiers ont toujours une tension très-grande relativement à leur action chimique, tandis que les seconds ont moins de tension et beaucoup plus d'action chimique. Enfin, outre cette différence considérable qui domine toutes les applications des courants électriques, il y en a d'autres qui ont peut-être encore plus d'importance au point de vue médical.

Ces différences dépendent de la durée, de la direction, de la localisation des courants électriques et de leur genre d'excitation.

DURÉE. — Le courant induit est toujours d'une très-courte durée, le mouvement moléculaire qu'il produit est toujours rapide et brusque; il est de $0^s,0042$ pour le courant d'ouverture, et de $0^s,0114$ pour le courant de fermeture.

Pour les courants continus, il est impossible, avec nos appareils ordinaires, d'obtenir un temps aussi court. La durée d'action des courants continus agit toujours au moins pendant une 20e de seconde.

Comme l'excitation du muscle ou du nerf dépend surtout de la rapidité des variations dans l'intensité des courants, il s'ensuit évidemment que l'excitation produite par les courants induits est bien plus forte que celle que déterminent les courants continus.

Par contre, dans certains cas, lorsque les nerfs et les muscles ont perdu une partie plus ou moins grande de leur irritabilité, ils ne sont plus excités que par une action un peu prolongée; les courants continus ont alors une influence bien plus marquée que les courants induits. C'est, en effet, ce que l'on observe dans certains cas de paralysie périphérique.

DIRECTION. — On sait que, dans toute bobine, le courant produit au moment de l'entrée, est en sens inverse de celui qui a lieu au moment de la cessation du courant. Il y a donc, à chaque contact du trembleur, ou chaque fois qu'on détermine la production des courants induits, deux courants ayant une direction différente. Le courant induit qui a lieu au moment de la fermeture du courant est de sens inverse du courant de la pile ; celui qui a lieu au moment de la cessation du courant est de même sens que celui de la pile.

Ces deux courants diffèrent encore par leur intensité ; celui d'ouverture est le plus énergique. Sa force est à celle du courant de fermeture comme 6 est à 1.

Pour les courants continus, on agit au contraire avec un courant qui a toujours la même direction, et qui a pour particularité importante d'avoir toujours une direction déterminée et définie ; il circule du pôle positif au pôle négatif.

Il y a dans la circulation du courant un vrai transport matériel, que l'on démontre très-facilement. Si deux vases remplis du même liquide sont séparés par une membrane poreuse ou un vase poreux qui, à l'état ordinaire, permet d'établir un niveau identique des deux côtés, et si l'on fait passer un courant dans ces liquides de manière à mettre le pôle positif dans un des deux liquides et le pôle négatif dans l'autre, on voit qu'il y a aussitôt une différence de niveau en faveur du liquide où plonge le pôle négatif. Il y a donc transport du pôle positif au pôle négatif, et ce transport peut avoir lieu même en sens inverse des phénomènes d'endosmose.

Il y a donc un circuit continu dans le courant de la pile, avec une direction déterminée et définie, ayant la propriété d'entraîner avec lui les parties matérielles qui forment ce circuit. Nous devons insister sur ces points, car le corps humain est mauvais conducteur de l'électricité, et cette action de transport est d'autant plus marquée que le courant passe à travers des corps qui offrent plus de résistance.

Dans tous les cas, tandis que les courants induits déterminent, chaque fois qu'ils se produisent, des courants de sens inverse, les courants continus n'ont, pendant tout le temps de leur application, qu'une seule et même direction.

LOCALISATION. — Les courants induits pénètrent profondément dans les tissus, grâce à leur tension très-grande; mais, et c'est là un fait qui est un peu en opposition avec les lois physiques, les courants continus, malgré leur tension plus faible, ont une action plus étendue et plus profonde.

Nous avons pu démontrer ce fait, chez des femmes atteintes d'anesthésie. En enfonçant des aiguilles de platine, communiquant avec un galvanomètre, dans l'avant-bras, et après avoir laissé l'aiguille du galvanomètre revenir au zéro, on obtenait une déviation assez marquée en électrisant avec des courants continus la partie supérieure du cou, et même l'épaule du côté opposé.

Cette expérience prouve bien la diffusion des

courants électriques, et elle démontre que dans les tissus organiques l'influence d'un courant galvanique se propage en tous sens, et que le courant ne reste jamais limité entre les deux électrodes.

En résumé, les courants induits peuvent être localisés facilement, tandis qu'il n'en est pas de même pour les courants continus.

EXCITATION. — L'excitation, c'est-à-dire l'action directe du courant électrique sur les muscles et sur les nerfs, est loin d'être identique pour les courants continus et les courants induits, et cette différence existe même lorsque l'on considère uniquement les excitations qui ont lieu au moment de la fermeture et au moment de l'ouverture des courants continus ou constants. Ainsi nous allons indiquer en premier lieu les différences qui existent entre les courants induits et les courants de la pile interrompus, puis seulement nous apprécierons les différences qui résultent de la continuité du courant[1].

La plupart des médecins se figurent en effet que l'interruption pour les courants induits, et la continuité pour les courants continus ou constants, sont la seule différence qui distingue ces deux espèces de courants électriques.

Il n'en est rien, et déjà les courants continus interrompus, ou courants labiles, ont des propriétés autres que les courants induits, qu'on appelle encore quelquefois improprement courants interrompus.

1. On désigne souvent les courants continus ou constants par *courants stabiles* lorsque les rhéophores restent fixes et que l'on ne détermine aucune interruption, et l'on donne le nom de *courants labiles* à ces mêmes courants lorsqu'on promène un des pôles sur la peau ou qu'on interrompt de temps en temps le courant.

Duchenne revient à plusieurs reprises sur l'analogie qu'il y a entre les courants interrompus induits et les courants interrompus galvaniques ou courants labiles. Malgré son autorité, nous le répétons, alors même qu'il y a des interruptions dans les deux cas, *il n'y a aucune analogie entre ces courants*.

Mais nous ajoutons que tout ce que nous disons à propos des courants continus s'applique à des courants fournis par des piles ayant fort peu d'action chimique et peu de force électro-motrice.

Un des grands reproches que fait Duchenne aux courants continus et qu'il reproduit à chaque instant est de déterminer des actions calorifiques, des actions électrolytiques puissantes sur la peau, des eschares et des sensations pénibles. Or jamais rien de pareil ne doit se produire avec des appareils bien choisis et d'un usage réellement médical, et lorsqu'on ne prolonge pas outre mesure la durée de l'électrisation. Tous ces reproches sont donc sans valeur, car ils ne s'appliquent qu'à des méthodes empiriques et à des modes opératoires qu'il est facile de modifier.

Nous avons déjà vu que les courants induits ont une durée excessivement faible, que le courant induit d'ouverture n'a lieu que pendant 0,0042 de seconde, tandis que toujours le choc d'ouverture ou de fermeture du courant continu dure un temps beaucoup plus long.

Lorsque, par des artifices de construction, on modifie l'interruption des courants induits, de manière à la rendre moins brusque, ou lorsqu'on se sert des appareils électro-magnétiques, où la formation et la cessation du courant ont lieu graduellement, l'excitation sur les nerfs est également moins forte et moins vive.

Ainsi plus un courant est de courte durée, plus l'excitation qu'il produit est forte. Ce fait, comme nous l'avons déjà dit, s'explique par cette loi d'électro-physiologie : l'excitation d'un nerf ou d'un muscle dépend moins de la valeur absolue de la tension d'un courant que de la modification de cette valeur d'un moment à l'autre.

C'est dans cette propriété qu'il faut chercher l'action si énergique des courants induits : car ceux-ci naissent et s'éteignent avec une extrême vitesse, et, par conséquent, changent rapidement et brusquement l'état moléculaire du nerf ou du muscle.

Par contre, dans certains cas, un courant de durée très-courte n'agira plus sur les muscles, dont l'excitabilité est diminuée et ne peut être réveillée que par une excitation de longue durée; aussi, dans ces cas, tandis que les courants induits ne peuvent provoquer aucune contraction, les courants continus ont encore une action des plus manifestes. Nous verrons que dans certaines affections, c'est en partie à cette cause qu'il faut attribuer la différence d'action des courants induits et des courants continus.

D'un autre côté, avec les appareils ordinaires, l'excitation déterminée par les courants induits n'est jamais simple, car elle est formée par le courant de fermeture et celui d'ouverture, qui se suivent *si rapidement qu'ils se confondent la plupart du temps.*

Pour le courant de la première hélice ou extra-courant, le courant de fermeture est excessivement faible, et il peut être négligé, mais il n'en est pas de même pour le courant de la seconde hélice. Il y a donc, à ce point de vue, une différence importante entre le courant de la première hélice et celui de la seconde hélice, différence qui influe évidemment sur les actions physiologiques et thérapeutiques, et dont jusqu'à présent on n'a point tenu compte.

Cette double excitation a une grande influence en pratique, car plus les deux courants sont rapprochés, plus l'impression sur les nerfs et sur les muscles est vive et douloureuse.

Nous avons, dans ce même ordre de recherches, pu constater, au moyen des appareils électriques dans lesquels nous pouvions régler mathématiquement le nombre des interruptions (voir p. 70, fig. 41), qu'il y a une différence très-grande dans la sensation et dans l'excitation musculaire, selon le nombre des courants produits dans l'unité de temps.

Ainsi un courant induit *qui est très-douloureux quand il y a dix à vingt-cinq excitations par seconde, devient très-tolérable lorsqu'on ne fait qu'une à cinq interruptions par seconde.* Avec une interruption par seconde, on peut facilement supporter les courants les plus forts, et l'on comprend combien ce fait est avantageux lorsqu'on veut examiner l'état de la contractilité musculaire chez des personnes très-irritables ou chez des enfants.

Si nous considérons maintenant les différences qui existent entre les courants continus et les courants induits pendant leur passage constant on trouve qu'elles sont tellement tranchées, qu'il n'y a plus aucune confusion à faire. En effet, le courant induit agit pendant le temps infiniment court de son passage, puis tout rentre en repos. Il produit à chaque instant de son passage une excitation plus ou moins vive, et détermine comme un choc moléculaire. L'un, le courant induit, agit presque uniquement comme excitant mécanique, tandis que l'autre, le courant continu, pénètre plus lentement mais plus profondément dans l'intimité des tissus, agit chimiquement ou du moins en favorisant les orientations moléculaires et les combinaisons chimiques.

L'application des courants continus a pour résultat de ne déterminer d'excitation réelle qu'au moment de la fermeture et de l'ouverture de ces courants; pendant tout le temps que le courant est maintenu, l'état moléculaire des nerfs et des muscles reste en équilibre. C'est pendant ce temps silencieux où rien ne paraît agir, où les organes sont dans un repos apparent, que l'action principale du courant continu se fait sentir dans l'intimité des tissus ; c'est en ce moment que se produisent les effets électrolytiques, les phénomènes de transport et les influences d'orientation, toutes choses qui n'existent jamais avec les courants induits.

On ne saurait non plus assimiler un courant induit, comme l'ont fait quelques médecins, à un courant continu, par cela seul que la sensation éprouvée par l'un et par l'autre de ces courants est, dans quelques cas, la même, ou paraît être la même. Ce moyen de comparaison est toujours entaché d'erreur, et les médecins surtout devraient se rappeler combien nos sensations sont souvent fausses, lorsque, par exemple, le froid extrême et la forte chaleur donnent tous deux la même impression. Dans tous les cas, jamais un courant induit, si faible qu'il soit, ou si rapprochées que soient les interruptions, ne pourra être autre chose qu'une série de petites excitations, et jamais il n'aura la moindre analogie avec un courant continu.

De la différence d'action des courants induits et des courants continus sur les tissus organiques considérés comme conducteurs

A côté des différences que nous venons d'indiquer et qui dépendent de la source et du mode de production de l'électricité, il nous reste à examiner brièvement les modifications qu'éprouvent et que déterminent les divers courants lorsqu'ils traversent les tissus.

Le corps humain est formé de substances liquides ou semi-liquides, dont l'ensemble offre beaucoup de résistance au passage des courants électriques. Ceux-ci, selon leur nature, agissent diversement sur la résistance et sur les phénomènes chimiques que présente l'organisme.

Les courants induits ayant une grande tension traverseront très-facilement les tissus, y détermineront un ébranlement moléculaire, mais ils n'auront aucune action chimique, et leur influence se réduit pour ainsi dire à une action mécanique.

Quant aux courants continus, non-seulement ils ont une action chimique très-marquée, mais on doit en même temps retrouver, dans ces cas, les phénomènes que l'on observe lorsqu'un courant est lancé dans un corps résistant. Si nous comparons, par exemple, la résistance du corps humain à celle d'un long fil de cuivre, nous sommes amené à rechercher si, comme nous l'avons vu pour une bobine métallique, il se forme, au moment de l'interruption, un extra-courant, et si, comme cela existe pour la bobine, nous avons ainsi à l'ouverture une excitation plus forte qu'à la fermeture du courant.

Dans le passage du courant à travers l'organisme, aucun de ces phénomènes n'a lieu, et c'est au contraire le courant de fermeture et non celui d'ouverture qui détermine l'action la plus énergique, et même souvent la seule que l'on puisse constater.

Pour comprendre ce fait, il faut savoir que la rupture du courant ne détermine d'action énergique que sur les corps dont les molécules sont très-mobiles, homogènes, vibrant facilement, et surtout n'ayant pas par elles-mêmes de mouvements propres. Aucune de ces conditions ne se trouve dans l'organisme, et les variations de tension et d'orientation s'y font très-lentement ; la vitesse de l'influx nerveux en est une preuve, lorsqu'on la compare à la vitesse de l'électricité et même du son. Néanmoins, et cela est une conséquence logique, c'est dans les tissus qui peuvent le plus rapidement modifier leur état moléculaire, que la rupture du courant a le plus d'action. Sous ce rapport, le système nerveux, et surtout les nerfs sensitifs et les nerfs spéciaux des sens, sont les plus excitables par la rupture du courant. Aussi, lorsqu'on électrise un nerf, surtout le nerf optique, il faut bien faire attention à l'excitation très-vive qui a lieu au moment de la cessation du courant. Il faut, dans ce cas, ne jamais enlever les rhéophores brusquement. Il en est de même lorsqu'on électrise les ganglions cervicaux ou la partie supérieure de la moelle : les syncopes ou les étourdissements se produisent au moment de la rupture rapide du courant.

Il y a encore une autre cause qui modifie la production de l'extra-courant dans les tissus organiques, c'est la formation d'un *courant de polarisation*.

On entend par courant de polarisation le courant qui se forme après la cessation du courant proprement dit, et qui a lieu toujours en sens contraire du courant principal.

Parmi les métaux, le plomb et le platine jouissent principalement du pouvoir d'engendrer des courants de polarisation, et un certain nombre d'appareils, parmi lesquels nous citerons l'appareil de Thomsens et la pile de Planté, sont fondés sur cette propriété spéciale du plomb et du platine.

On peut dire d'une manière générale que tout corps mauvais conducteur, et décomposable électrolytiquement, donnera lieu à des courants de polarisation, chaque fois qu'il aura été traversé par un courant électrique.

Le corps humain remplit essentiellement ces conditions, car il est mauvais conducteur et renferme des substances facilement décomposables. Aussi il s'y forme des courants de polarisation très-intenses que nous avons eu l'occasion de constater dès nos premières recherches.

Il y a même peu de substances donnant lieu aussi rapidement et aussi énergiquement à des courants de polarisation que les tissus organiques. Nous l'avons constaté plusieurs fois chez l'homme, et il est très-facile de s'en rendre compte par l'expérience suivante.

Soit un muscle MM' (fig. 57,) sectionné au point AB et traversé par un courant provenant de la pile P, et allant, comme l'indique la flèche, dans

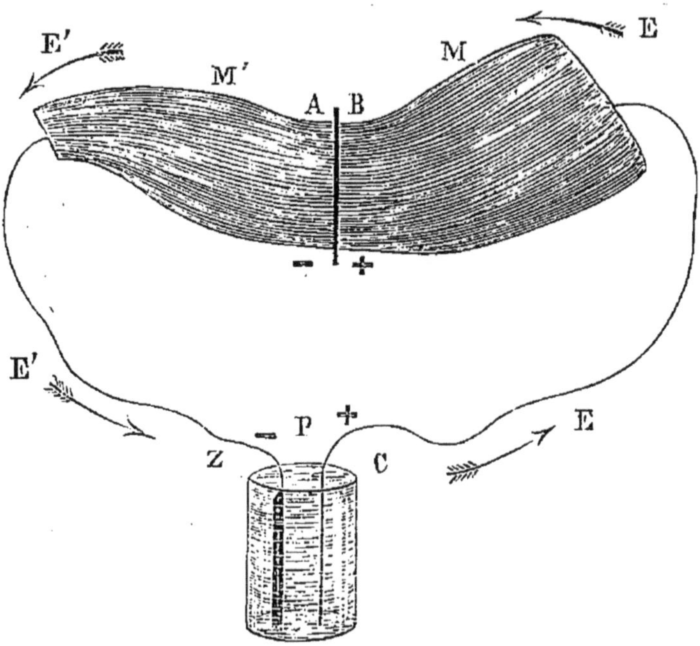

Fig. 57.

le sens EMBAM'E' ; dès qu'on cessera le courant, et qu'on fera passer les fils par un galvanomètre G (fig. 58), on obtiendra une déviation de l'aiguille du galvanomètre, qui indiquera que, malgré la cessation du courant de la pile, il existe encore dans le circuit un courant, mais de sens opposé, c'est-à-dire qu'il sera dirigé actuellement selon E'M'ABME.

Ces courants ont une durée assez longue, nous

les avons vus persister pendant plus d'un quart d'heure chez l'homme ; leur énergie et leur durée dépendent de l'intensité du courant primaire.

Ces courants de polarisation peuvent même être beaucoup plus forts que les courants primaires, car, comme dans la pile de Planté, il se forme une accu-

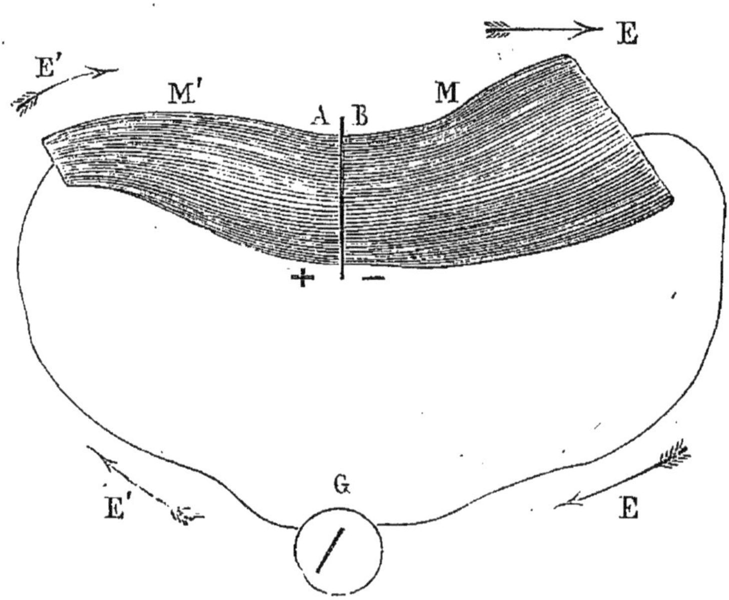

Fig. 58.

mulation de la force électrique qui, se dégageant au moment de la cessation du courant primaire, donne lieu à des phénomènes plus considérables que ceux que provoquait ce dernier courant.

Ces courants de polarisation, dont la plupart des auteurs ne se sont point préoccupés, sont de la plus grande importance dans les recherches électro-physiologiques, car on comprend qu'il faut tenir compte, dans l'action d'un courant sur un nerf, non-seulement du courant que l'on fait agir directement, mais encore de celui qui se produit dans l'intimité des tissus, aussitôt après la cessation du courant extérieur.

Au moment où l'on enlève les rhéophores d'un tissu organique, il y a donc, non-seulement rupture d'un courant, mais encore formation d'un autre courant, courant de sens inverse, et qui, selon les cas, est plus faible, égal ou supérieur au courant primitif.

C'est principalement pour avoir méconnu l'existence de ce courant de polarisation, que beaucoup de physiologistes et toute l'école allemande ont proposé tant de théories sur l'état électrique des nerfs et sur les alternatives de l'excitabilité.

De la durée et des modes d'électrisation

Les modes d'application, la durée, la force du courant, etc., dépendent évidemment de chaque cas, et il est impossible de donner des lois générales s'appliquant à tous les cas indistinctement.

Cependant il est toujours utile d'agir avec les courants continus sur les centres nerveux, même dans les lésions périphériques. C'est là le moyen le plus sûr d'avoir une action prompte et énergique. Dans nos recherches physiologiques, nous avons toujours observé que les effets étaient bien plus manifestes lorsqu'on appliquait les courants sur les centres, que lorsqu'on les applique directement sur les organes périphériques. C'est ainsi que les mouvements des intestins sont influencés bien plus énergiquement par l'électrisation des centres nerveux que par l'électrisation locale. Il en est de même pour la contractilité artérielle, pour les spasmes et pour les phénomènes d'irritation locale.

Dans la partie clinique, nous indiquerons d'ailleurs, pour chaque cas, les lieux d'application des rhéophores.

Dans l'application des courants induits, il est, au contraire, presque toujours nécessaire de n'électriser que les parties périphériques, et c'est avec raison que Duchenne a appelé ce mode d'application, électrisation localisée.

L'intensité du courant doit varier selon les cas, depuis celle fournie par quatre jusqu'à cinquante et même soixante éléments. Mais, en règle générale, il faut que la sensation ne soit jamais douloureuse, et qu'elle puisse être supportée par les malades. On peut même employer des courants assez intenses, mais seulement dans des cas où l'on agit sur des paralysies périphériques, sur des atrophies musculaires, sur des contractures, sur des anesthésies, et même dans quelques cas d'affection chronique de la moelle : en un mot, dans tous les cas où il n'y a aucun danger à exciter la peau et la circulation.

Il n'en est plus de même dans les cas de névralgie, d'irritation spinale, lorsqu'on agit près de la tête ou sur la tête. Dans ces cas il faut que la sensation soit à peine perçue par le malade, et c'est surtout alors que le galvanomètre est d'une grande utilité, car lui seul doit indiquer que le courant traverse les tissus.

Toutefois il y a des limites forcées dans la modération et dans la durée du courant, et la méthode dite des courants permanents est loin d'offrir des avantages réels. Hiffelsheim dans sa pratique avait employé dans les premiers temps ce mode d'électrisation, et il se servait dans ce but des chaînes de Pulvermacher. Mais vers la fin de sa vie, il avait complétement renoncé à ce procédé, et il préférait se servir des courants provenant des piles ordinaires et dont l'application était moins longue.

Depuis quelques années M. Lefort a conseillé de nouveau les courants permanents, et il est disposé à leur reconnaître une action différente des courants continus de durée moindre. Nous ne pouvons entrer ici dans cette discussion, mais nous ferons seulement observer qu'aucun fait physiologique ne prouve qu'il y ait une action différente entre un courant de 2, 4, 6 éléments appliqué pendant un ou plusieurs jours, et un courant de 8 à 50 éléments appliqué seulement de temps en temps. De plus, il n'est aucun des cas signalés comme avantageusement traités par les courants permanents, que nous n'ayons vu guérir aussi bien et même plus rapidement avec les courants continus temporaires.

Pour les troubles du corps vitré, que M. Lefort a fait disparaître par l'application constante de courants de 2 à 3 éléments à travers la tête, nous avons obtenu des résultats aussi nets et aussi prompts en ne faisant tous les jours qu'une application de 5 à 10 minutes avec un courant de 8 à 12 éléments, et nous avons fait publier ces faits par M. le Docteur Carnus dans un journal de médecine (*France médicale*) trois mois avant que M. Lefort n'ait présenté ses observations.

Nous ajouterons encore que, dans tous les pays, les médecins qui s'occupent d'électrothérapie ont abandonné l'emploi des courants permanents. Leur emploi est en effet rejeté par Althaus, Baierlacher, Benedict, Brenner, Erb, Meyer, Reynolds, Rosenthal, Ziemssen, etc.

Il est évident, d'un autre côté, que c'est une idée fausse de croire que l'électricité agit et guérit en tant qu'électricité; elle ne fait que provoquer les phénomènes chimiques et physiologiques de l'organisme, et son action est, pour ainsi dire, indirecte. Aussi son influence n'agit pas seulement pendant le temps de son application, mais elle se continue par les modifications qu'elle a suscitées : *sauf dans quelques cas de contracture,* nous croyons donc qu'il n'est point utile d'avoir recours aux courants permanents, et nous ferons de plus remarquer que le courant n'est même pas constant, car la conductibilité de la peau varie certainement d'un moment à l'autre, à mesure que l'épiderme est plus ou moins humecté ou qu'il est détruit, comme cela arrive presque toujours.

On sait, en outre, que les courants électriques agissent surtout par leur tension; or la tension de trois à quatre couples de Daniel est presque insignifiante. Elle ne commence à avoir réellement d'action, avec un si petit nombre d'éléments, que lorsque l'épiderme est enlevé, mais alors on détermine fatalement des eschares.

Le seul avantage de ce procédé, c'est que l'on peut, pour ainsi dire, abandonner l'électricité à elle-même, et qu'on n'est point obligé de maintenir soi-même les rhéophores. Mais cela n'est avantageux que pour le médecin et non pour le malade. Il est nécessaire, au contraire, que le médecin soit constamment présent à l'application des courants électriques et que ce soit lui-même qui maintienne les tampons. C'est à lui de savoir la pression nécessaire, le point spécial qui doit être électrisé, les trajets des nerfs; de surveiller, de diriger, en un mot, tous les détails. On ne se figure pas combien ces conditions, qui paraissent insignifiantes, sont, au contraire, d'une réelle importance surtout pour les malades impressionnables et délicats. Sous ce rapport, il y a des différences dont il est nécessaire de tenir compte, et l'on ne peut pas toujours prendre pour règle les faits observés sur les malades des hopitaux. Il faut avoir la science nécessaire et l'expérience voulue, aussi bien pour appliquer un tampon d'un appareil électrique, qu'en hydrothérapie il est utile de savoir manier le jet d'eau, et personne ne soutiendra qu'il est indifférent que la douche soit donnée au hasard ou qu'elle soit administrée par un médecin expérimenté. Il en est de même en électrothérapie, et si fastidieux que soit ce mode opératoire, il faut l'accepter, sous peine de ne faire qu'un traitement incomplet.

Ce n'est pas à dire pour cela que les courants très-faibles et appliqués pendant plusieurs heures consécutives soient nuisibles. *La question se réduit uniquement à savoir quel est le meilleur procédé :* est-ce celui qui consiste dans des courants faibles et permanents, ou celui qui consiste dans des courants plus énergiques et dont la durée varie de 5 à 30 minutes ?

Chez plusieurs malades, nous avons essayé l'emploi des courants permanents, et presque chez tous nous avons constaté une excitation assez consi-

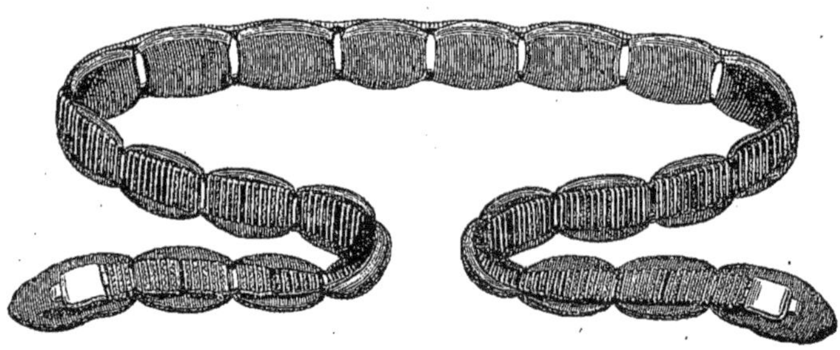

Fig. 59.
Chaîne de Pulvermacher.

dérable après quelques heures d'application, le sommeil est plus troublé, et il survient quelquefois un petit mouvement fébrile.

Si nous tenons encore compte de l'ennui et souvent de la douleur et de la cicatrice durable que déterminent les eschares produites par les courants permanents, nous ne voyons pas vraiment en quoi il serait bien utile de les employer. D'ailleurs nous le répétons, ces courants n'ont aucune indication spéciale, et l'on guérit aussi bien plus rapidement et souvent uniquement avec des courants temporaires,qui n'ont aucun de ces inconvénients et qui ne demandent comme appareil que quelques piles de plus, et de la part du médecin un peu plus de temps et un peu plus de soins.

Il est néanmoins des cas où les malades ou des personnes étrangères aux sciences médicales peuvent appliquer elles-mêmes les courants électriques, et où il est désirable de leur mettre entre les mains des appareils qui donnent un courant modéré, et dont la durée d'application puisse être assez longue sans inconvénient. Dans ces cas ce sont encore les chaînes du Pulvermacher (fig. 59 et 60) qui constituent le meilleur appareil, surtout depuis les modifications récentes apportées par ce constructeur.

Ces chaînes ont, en effet, l'avantage d'un maniement facile et d'un fonctionnement très-prompt. Le courant qu'elles fournissent est d'une intensité modérée et très-suffisant ; de plus, il est produit par un grand nombre de petites piles, qui ont une action chimique faible, et en outre, ce que nous préférons, une tension assez considérable. C'est évidemment pour les courants permanents, l'appareil qui se rapproche le plus des conditions que l'on cherche à obtenir dans les appareils ordinaires. Les chaînes de Pulvermacher sont formées de fils de cuivre et de zinc séparés les uns des autres par des fils de chanvre ou de soie. Il suffit de les plonger dans du vinaigre ou de l'eau salée, pour obtenir aussitôt la formation du courant; la seule transpiration peut même suffire à établir un courant faible, il est vrai, mais encore assez sensible. — Les chaînes ont deux modes d'application : les unes, qu'on laisse suspendues et éloignées du malade, et dont on renouvelle le courant au moyen de fils conducteurs qui viennent se relier à des tampons, les autres, qui (fig. 59) sont mises directement en contact avec la peau et enroulées autour du corps ou des membres. Celles-ci sont munies sur une de leurs faces de morceaux de laine qui protégent l'épiderme du contact direct des métaux et que l'on imbibe d'eau salée ou acidulée, pour laisser passer le courant. Les chaînes extérieures fonctionnent près de trois heures de suite, et c'est même là un avantage, car le malade peut s'endormir sans avoir la crainte de rester plusieurs heures sous l'influence

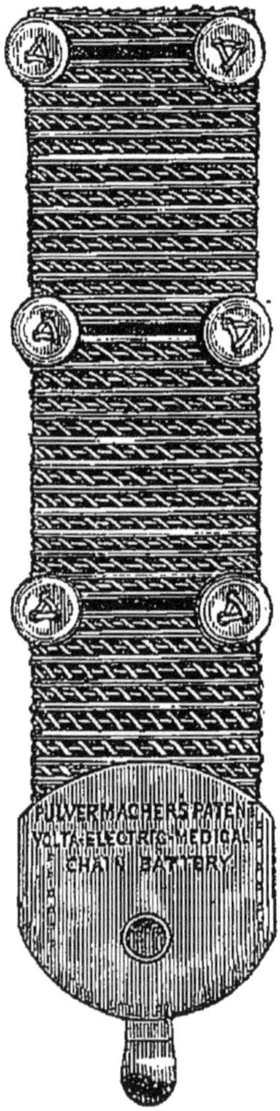

Fig. 60.

du courant, et, ce qui arrive presque toujours avec les piles ordinaires, de se réveiller, avec une eschare plus ou moins étendue. Au point de vue de la nature du courant comme au point de vue pratique et de commodité, les chaînes de Pulvermacher pourront donc être employées de préférence aux autres piles, lorsqu'on voudra avoir recours aux courants permanents.

MALADIES DU SYSTÈME NERVEUX

NÉVROSES DE LA SENSIBILITÉ

NÉVRALGIES

Courants induits. — Deux méthodes, en général, peuvent être employées dans le traitement des névralgies.

L'une, dite hyposthénisante, consiste dans l'emploi de courants induits très-forts et à intermittences très-rapides. On emploie l'extra-courant, et l'on place les électrodes, formées par des éponges humides, la positive, sur le point du nerf le plus rapproché du centre nerveux, la négative, sur les branches du nerf qui sont douloureuses.

On conçoit aisément que ces courants doivent, au bout de quelque temps, diminuer l'excitabilité du nerf ainsi électrisé, et ainsi faire disparaître la douleur. C'est en effet ce qui arrive ; dans les premiers instants, la douleur est très-vive, mais elle est bientôt remplacée par un engourdissement qui augmente peu à peu et qui finit par être complet. Mais quand on cesse l'électrisation, le nerf recouvre peu à peu son excitabilité, et, par conséquent, les douleurs peuvent reparaître, ce qui, d'ailleurs, a lieu la plupart du temps.

La seconde méthode, dite révulsive, consiste dans l'électrisation cutanée. On pratique sur la peau sèche une fustigation électrique très-énergique, ou bien on promène les conducteurs métalliques pleins sur la région douloureuse, en même temps que l'appareil marche avec des intermittences très-rapides. L'intensité du courant est proportionnée au degré d'énergie et d'excitabilité du malade; l'opération doit durer de cinq à huit minutes.

Ce mode de traitement, qui donne quelquefois de bons résultats, peut s'expliquer au point de vue physiologique. On sait, en effet, que l'électrisation des nerfs sensitifs détermine un plus grand afflux du sang, et comme les névralgies sont accompagnées le plus souvent d'une modification dans la circulation des capillaires, il en résulte que l'augmentation et l'accélération de la circulation dans ces vaisseaux peut faire disparaître les phénomènes douloureux.

Ce que l'on peut reprocher à ces deux méthodes de traitement, c'est qu'elles sont très-douloureuses, et qu'elles ne sont pas sans offrir quelque danger, à cause de leur excitation très-vive.

Aussi, dans presque tous les cas de névralgies, nous croyons qu'il est préférable d'avoir recours aux courants continus.

COURANTS CONTINUS. — Il vaut toujours mieux employer des courants à forte tension et à action chimique faible, afin de ne pas trop exciter la peau. Dans ce dernier but, nous nous servons toujours de tampons très-larges et humectés avec de l'eau simple. Le mode d'application de ces courants variera suivant le genre d'affection que l'on aura à traiter.

Névralgie faciale

Dans la *névralgie faciale*, on place le pôle négatif au point de sortie du tronc facial (1, fig. 59) et le pôle positif vers la périphérie de la branche douloureuse : au point 4 dans le cas de névralgie de la branche frontale, affection que l'on confond souvent avec la migraine ; aux points 2 et 3 dans les cas de névralgie des branches sus-orbitaire et sous-orbitaire, et enfin sur le trajet des rameaux buccaux (7), quand la névralgie s'étend vers les nerfs dentaires. Dans ces divers cas on se sert d'un courant de 10 à 12 éléments, que l'on maintient sans interruptions pendant 6 à 8 minutes.

Tic douloureux de la face.

Dans les cas de *tic douloureux* de la face, on place le pôle positif (tampon assez étroit), sur les troncs nerveux à leur sortie à la face (2, 3 de la fig. 61), et le pôle négatif (tampon ordinaire), sur le ganglion cervical, et l'on fait passer sans la moindre interruption un courant de douze éléments pendant 7 à 8 minutes. Lorsque les mouvements de mastication provoquent constamment des douleurs violentes, on fera bien également de mettre pendant 2 à 3 minutes le pôle négatif sur le muscle masséter. Lorsque la guérison a lieu, l'amélioration se déclare dès les premières séances, et le sommeil, qui souvent est impossible ou troublé chez les malades,

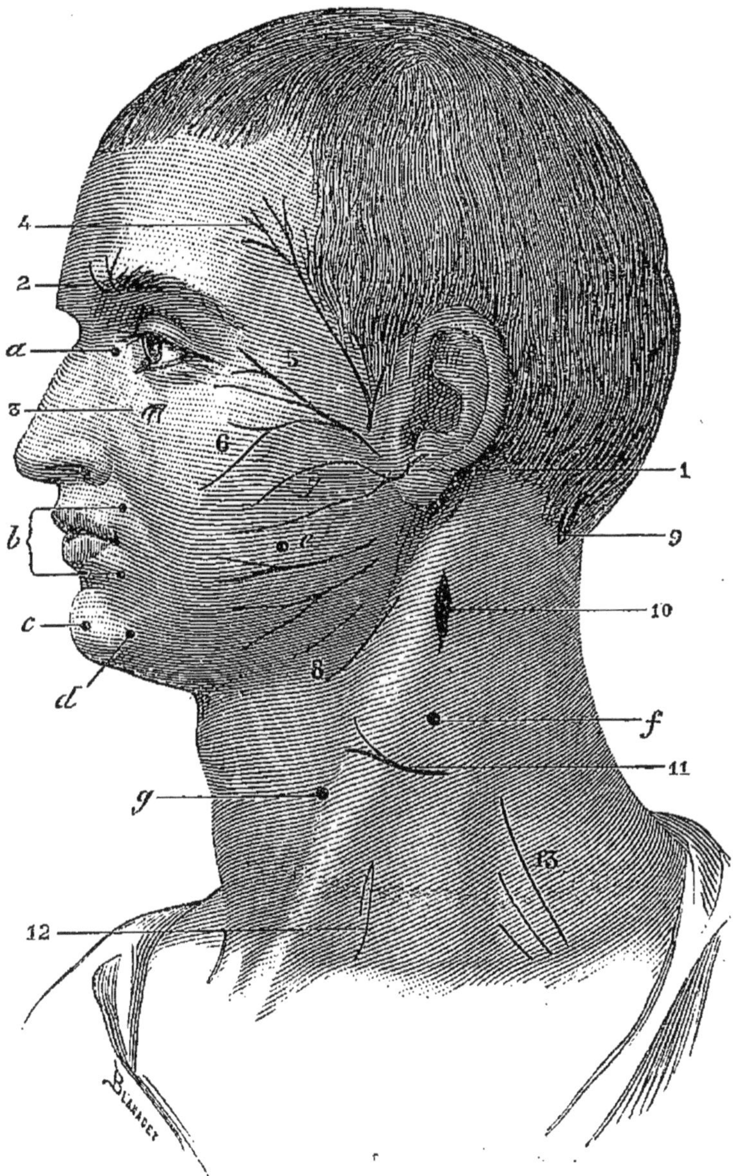

Fig. 61. — 1, tronc facial ; — 2, trou sus-orbitaire ; — 3, trou sous-orbitaire ; — 4, branche frontale ; — 5, branche de l'orbiculaire des paupières ; — 6, branche du zygomatique ; — 7, rameaux buccaux du facial ; — 8, rameaux cervicaux du facial ; — 9, nerf occipital ; — 10, ganglion cervical supérieur ; — 11, branche transverse du plexus cervical ; — 12, nerf phrénique ; — 13, plexus cervical.

revient, et c'est là un des meilleurs signes de succès définitif.

Nous ferons néanmoins remarquer que le tic douloureux de la face peut souvent tenir à une cause centrale, et que la guérison de cette affection est très-rare. — Sur 6 cas que nous avons eu l'occasion de traiter, nous n'avons obtenu d'heureux résultats que dans deux cas.

Névralgie cervico-occipitale

On place le pôle positif sur la nuque, au niveau des premières vertèbres cervicales sur le nerf occipital (9) [fig. 61], et le pôle négatif sur la fosse sus-épineuse. L'intensité du courant variera de 10 à 25 éléments.

Névralgie cervico-brachiale

On emploiera le même nombre d'éléments que ci-dessus chez les sujets excitables, mais on pourra utilement porter ce nombre de 35 ou 40. Le pôle positif sera maintenu sur les vertèbres cervicales, et l'on placera le pôle négatif dans le creux axillaire, ou au niveau de l'épitrochlée, si la névralgie s'étend jusqu'à l'avant-bras.

Selon le trajet de la douleur, on saura quel est le nerf du bras ou de l'avant-bras qui est affecté, et le tampon sera placé aux points les plus superficiels (1-2) [fig. 62].

Névralgie intercostale

On place le pôle positif à la région postérieure, au niveau, ou un peu au-dessus du trou de conjugaison, où émerge le nerf atteint d'hyperesthésie, et le pôle négatif à la partie antérieure, sur l'espace intercostal parcouru par le nerf. L'intensité du courant sera de 20 à 35 éléments.

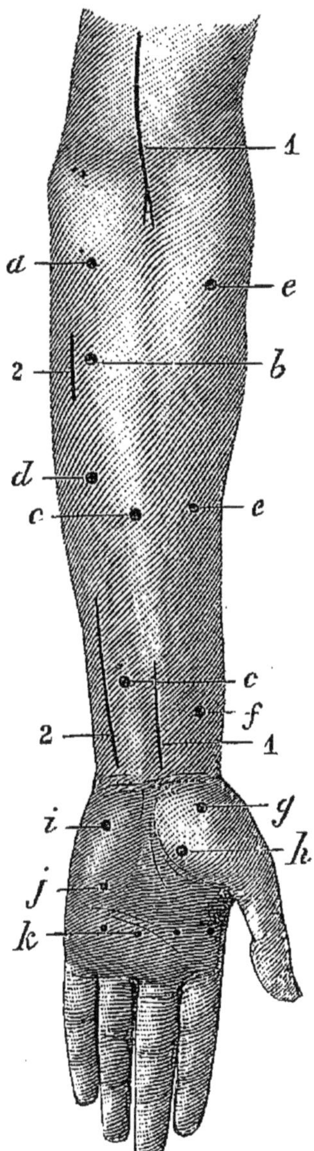

Fig. 62.

Pour cette espèce de névralgie comme pour la névralgie brachiale, on peut, chez les personnes un peu obèses, employer un plus grand nombre d'éléments surtout au début de la séance; mais il faut toujours terminer par un courant faible et appliqué du côté des centres. Lorsque la névralgie est un peu ancienne, et que les douleurs ne sont pas bien localisées, on fera bien également de faire dans la première partie de la séance quelques interruptions, et d'exciter la peau, en promenant le rhéophore négatif sur les surfaces cutanées. Mais il faut toujours se garder de faire ces interruptions à la fin de la séance.

Névralgie lombo-abdominale

Le pôle positif étant placé un peu en dehors des

premières vertèbres lombaires, si la douleur n'occupe que la région postérieure, on mettra le pôle négatif vers le milieu de la crête iliaque; si la douleur s'étend aussi dans la région antérieure, et vers le scrotum ou la vulve, on placera le pôle négatif à ce niveau.

On emploiera un courant d'une intensité de 20 à 40 éléments, appliqué pendant 10 minutes environ.

Névralgie sciatique

La faradisation ou la fustigation électrique de Duchenne, a été employée dans certains cas avec succès dans le traitement de la *sciatique,* mais le plus souvent, la trop vive excitation produite par ce mode d'électrisation, loin de calmer la douleur, ne fait que l'exciter davantage.

Nous employons toujours les courants continus appliqués de la façon suivante : Le pôle positif étant placé au niveau de l'échancrure sciatique, on appliquera le pôle négatif sur le trajet du nerf, mais on aura soin de placer le tampon au dessous du point douloureux, c'est-à-dire que les points douloureux devront être compris entre les deux pôles. Pendant les dernières minutes, il est utile de placer le pôle positif plus haut sur les vertèbres lombaires, et le pôle négatif sera placé successivement aux points (1-1) de la figure 63.

Si, comme cela arrive souvent, la douleurs s'irradie le long du nerf péronier, on placera également pendant 2 à 3 minutes le tampon sur ce nerf au-dessous du creux poplité (2) [fig. 63].

Le nombre des éléments employés variera de 25

à 50, suivant la tolérance du malade ; la durée de l'électrisation sera de 12 à 15 minutes.

Si la douleur n'est pas trop vive, il sera avantageux d'imprimer au courant un certain nombre d'interruptions, ou même de renverser le courant à plusieurs reprises, si l'appareil dont on se sert est muni d'un manipulateur à cet effet. Toutefois ces interruptions ne devront se pratiquer que dans le milieu de la séance, et l'on aura soin de n'imprimer aucune secousse pendant les dernières minutes de l'électrisation.

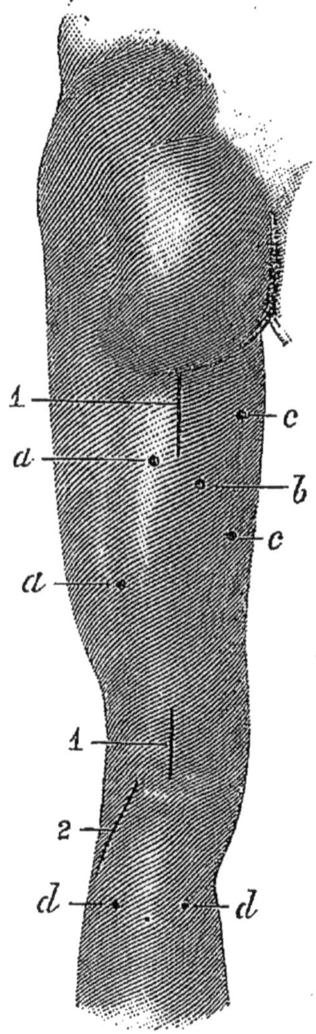

Fig. 63. — 1, 1, nerf sciatique — 2, nerf péronier.

Névralgies utérines

Certaines névralgies, lorsqu'elles existent chez des femmes, présentent tout de suite les symptômes d'un état plus général ; ces névralgies, dites hystériques, sont souvent le résultat de la maladie générale. Mais, dans quelques cas aussi, elles en sont l'origine et dans tous les cas entretiennent les phénomènes hystériques. Elles doivent alors être traitées séparément, et parmi celles-ci les plus importantes sont celles du col de la matrice ou des régions voisines de la matrice.

Dans ces cas de névralgies, les courants continus ont une très-heureuse influence. Il n'est point indispensable d'appliquer l'un des pôles sur le col de la matrice; l'électrisation de la partie inférieure de la moelle nous a donné d'excellents résultats.

Pour cela, on applique le pôle positif sur la colonne vertébrale au niveau de la 10e vertèbre dorsale, et le pôle négatif sur le sacrum. On commencera par un courant de 15 éléments, puis on pourra en porter l'intensité jusqu'à 30 éléments. Les séances seront de 8 à 10 minutes.

Dans quelques cas, il est cependant nécessaire d'agir directement sur la matrice, et surtout lorsque les névralgies ont un des ovaires pour point de départ. Dans ces cas on adapte un des pôles, le pôle positif plus souvent, au rhéophore utérin, et on le porte sur le col de la matrice, et l'autre pôle est mis en communication avec un tampon ordinaire que l'on place sur l'abdomen au niveau de l'ovaire. Durée de 4 à 6 minutes avec un courant d'abord assez faible (10 éléments), que chez la plupart des femmes l'on peut porter progressivement jusqu'à 25 et 30 éléments.

Névralgie vésico-uréthrale

C'est un des cas rares de névralgie dans lesquels il est très-difficile de donner une indication bien précise pour la direction des courants.

Nous plaçons en général le pôle négatif sur la moelle à la hauteur du plexus sacré, et le pôle positif à la région abdominale, au-dessus du pubis, et sur le périnée. Le nombre d'éléments employés est de 20 à 40.

Il faut, dans ce cas, tenir compte de plusieurs conditions, et surtout de la sensibilité des régions que l'on électrise. La peau du périnée est, en effet, très-sensible, et c'est une des principales raisons pour laquelle nous y plaçons le pôle positif, qui est moins excitant que le pôle négatif.

Dans les névralgies vésicales accompagnées de spasmes et de contractures, si les applications externes ne produisent pas de résultat au bout de quelques séances, il faut alors introduire la petite sonde électrique jusque dans la vessie, y adapter le pôle positif et maintenir à l'extérieur, en général sur le pubis, le pôle négatif. Dans ces conditions, il faut toujours employer un courant assez faible 15 à 20 éléments et ne jamais dépasser 3 à 4 minutes. Il faut également avoir la précaution de ne pas employer des sondes trop grosses, et de ne pas maintenir le courant lorsque la sonde parcourt le canal de l'urèthre. La petite sonde exploratrice du Dr Guyon est très-bonne pour cet usage.

Migraine

Nous avons employé deux méthodes qui nous ont également réussi dans le traitement de la *migraine*. La première consiste à placer les deux tampons de chaque côté du front, avec un courant de 8 éléments au plus, et une durée de temps de 6 à 10 minutes. La seconde consiste à électriser le ganglion cervical supérieur. Pour cela on place les deux tampons de chaque côté de la nuque, au-dessous et en arrière des apophyses mastoïdes (10 de la fig. 61). C'est cette dernière méthode qui nous paraît la plus rationnelle, et que nous employons le plus souvent.

Le courant est de 10 à 14 éléments.

Névralgies anciennes ou consécutives à des névrites

Dans les *névralgies anciennes ou consécutives à des névrites*, il y a toujours une lésion organique plus ou moins marquée. On comprend que pour les guérir il faille beaucoup plus de temps que pour des névralgies aiguës. Le traitement sera donc assez long, car on ne peut espérer de guérison que lorsque les altérations qui se font dans le nerf ou dans les muscles auront été enrayées ou modifiées. Il faut donc surtout agir sur la nutrition des membres et ne pas autant chercher à combattre l'élément douleur.

Les courants continus devront donc être préférés ; mais il est utile en même temps, au commencement de la séance, d'électriser les muscles, qui ont subi un commencement d'atrophie, avec des courants induits à intermittences rares. Dans l'emploi de ces courants, il faut placer le pôle positif sur les centres, sur la partie lombaire de la moelle (en supposant une névrite du sciatique), et promener le pôle négatif sur les régions où les nerfs sont superficiels et sur les muscles atrophiés. Le courant doit être assez intense, et il est avantageux de faire par moments quelques interruptions.

On peut espérer une amélioration très-notable et la guérison chaque fois que les névralgies et les névrites ne sont pas symptomatiques d'autres affections ; nous avons, en effet, constamment obtenu des succès remarquables dans ce genre d'affection.

Anesthésie cutanée

L'anesthésie peut dépendre de plusieurs causes, et accompagne la plupart du temps des affections nerveuses centrales. Dans ce cas, le traitement devra s'appliquer aux affections dont l'anesthésie n'est qu'un symptôme.

Les anesthésies de cause périphérique peuvent tenir à une lésion traumatique, à la compression par une tumeur ou un exsudat ; au défaut de nutrition d'un tronc nerveux, à la suite d'une névralgie, à une diminution de la circulation, à une action prolongée du froid. Cette dernière cause est peut-être la seule qui donne lieu à une anesthésie limitée au trajet d'un nerf sensitif et sans autre complication du côté des nerfs moteurs ou des centres nerveux. Cette forme d'anesthésie se rencontre surtout chez les personnes qui ont les mains presque toujours plongées dans l'eau, comme les laveuses.

Dans ces cas, les courants induits, et surtout l'action du pinceau métallique, conseillé par Duchenne (de Boulogne) sont utiles, peuvent rendre de grands services et doivent être préférés. Dans les autres genres d'anesthésie, l'action des courants continus est plus efficace et moins douloureuse. On emploie un courant de 40 à 50 éléments, lorsque l'anesthésie occupe un point quelconque du tronc ou des membres. Le courant devra toujours être ascendant, c'est-à-dire que l'on appliquera le pôle négatif vers les centres nerveux, et le pôle positif vers l'extrémité du nerf atteint d'anesthésie. Si, par exemple, l'anesthésie occupe les régions innervées par le nerf cubital (fig. 64), ce qui est un des cas les plus fréquents, on applique le pôle négatif à la nuque, et le pôle positif sur le coude, ou bien on le promène sur la partie interne de l'avant-bras, le long du trajet de ce nerf (2-2).

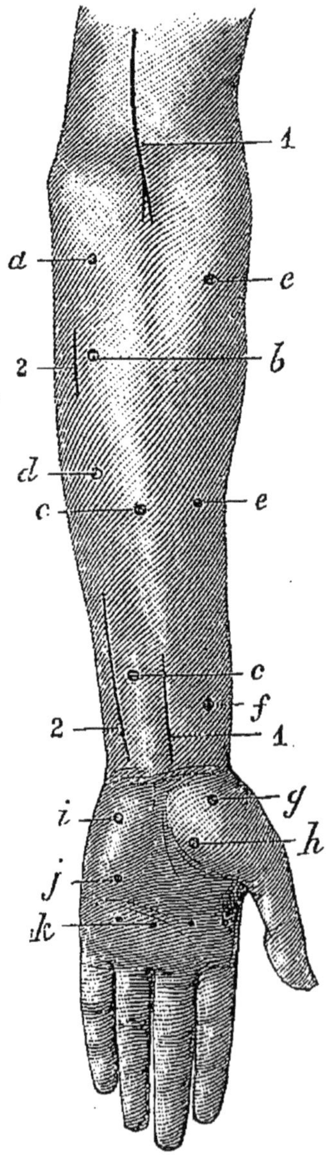

Fig. 64.

Anesthésie faciale

L'*anesthésie faciale* peut être consécutive à l'action du froid, à un traumatisme (coup ou chute), ou enfin elle peut être consécutive à une névralgie faciale ; ce dernier cas est celui qui se présente le plus fréquemment.

L'application des courants induits est toujours dangereuse dans cette région, à cause du voisinage des centres nerveux et de la trop vive excitation produite par ces courants. L'application du courant de la pile peut, au contraire, se faire sans danger, même en employant un nombre considérable d'éléments. Toutefois on se contentera d'un courant de 10 à 14 éléments, le pôle négatif étant placé au point de sortie du nerf facial (1), ou sur le ganglion cervical (10), et le pôle positif vers les extrémités des rameaux nerveux (5, 6, 7) [fig. 65.] On promènera légèrement le tampon sur les parties anasthésiées mais en évitant des interruptions brusques.

NÉVROSES DE LA MOTILITÉ

Tic convulsif de la face

Cette affection n'est pas très-rare, et peut être limitée à une branche ou à plusieurs branches du facial. Lorsqu'elle est limitée aux rameaux palpébraux, elle donne lieu à des contractions plus ou moins rapides de la paupière supérieure, ou à un resserrement complet des paupières ; dans ce cas, qui est le plus fréquent, elle prend le nom de *Blépharo-spasme.*

Dans la plupart des cas de tic convulsif de la face, tous les traitements échouent. Les courants induits sont tout à fait contre-indiqués ; quant aux courants continus, ils produisent quelquefois une assez grande amélioration, mais malheureusement cette amélioration n'est souvent que passagère.

Cependant nous avons obtenu quelquefois des résultats relativement très-satisfaisants, et nous avons remarqué que ces résultats s'obtenaient dans les cas où, en comprimant le nerf facial, on amenait une suspension momentanée des spasmes. Nous appliquons un courant ascendant de 12 à 15

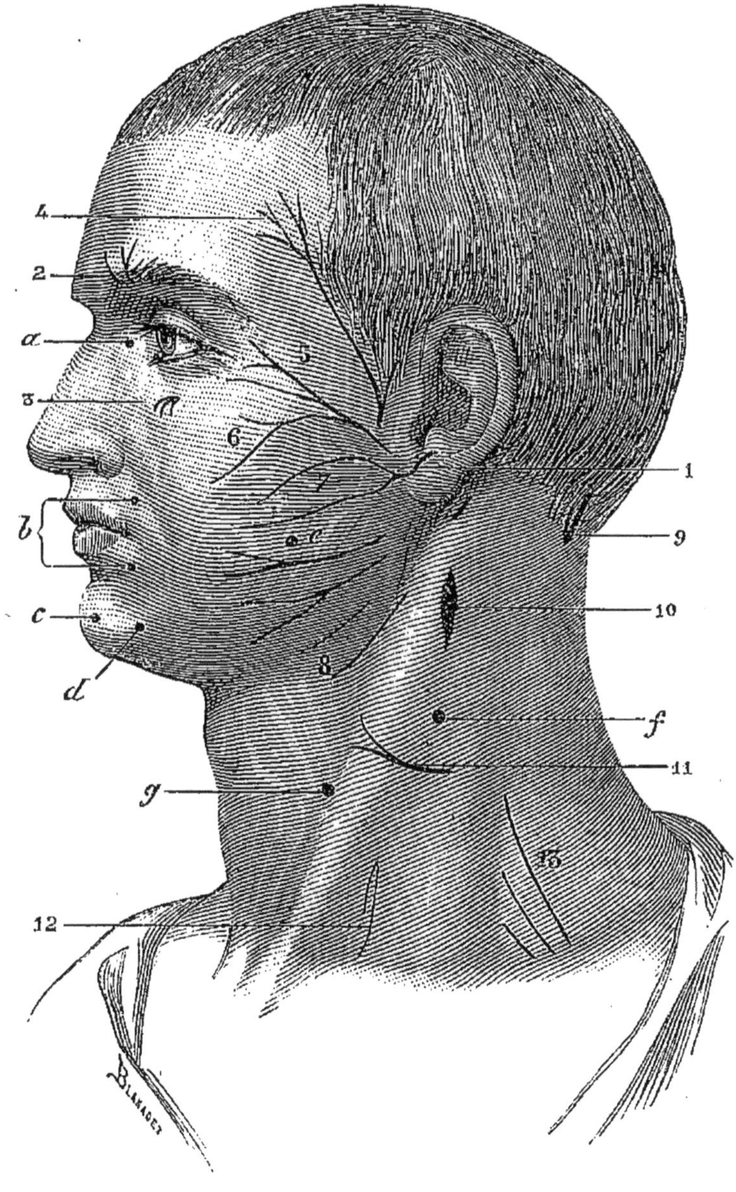

Fig. 65. — 1, tronc facial; — 2, trou sus-orbitaire; — 3, trou sous-orbitaire; — 4, branche frontale; — 5, branche de l'orbiculaire des paupières; — 6, branche du zygomatique; — 7, rameaux buccaux du facial; — 8, rameaux cervicaux du facial; — 9, nerf occipital; — 10, ganglion cervical supérieur; — 11, branche transverse du plexus cervical; — 12, nerf phrénique; — 13, plexus cervical.

éléments sur le trajet du nerf, pendant une durée de 5 à 6 minutes.

Tic convulsif des muscles du cou.

C'est ordinairement le trapèze et le sterno-cléido-mastoïdien (*f*) et souvent ce dernier muscle seul, qui sont affectés de spasmes. Ceux-ci sont le plus souvent toniques et limités à un seul côté.

Nous n'avons pas d'exemple de guérison complète de cette affection, soit par les courants continus, soit par les courants induits. On obtient toutefois un soulagement assez notable en appliquant un courant ascendant de 20 à 30 éléments, le pôle négatif étant placé à la nuque, et le pôle positif au niveau du ganglion cervical supérieur (10) ou sur le plexus cervical (13) [fig. 65.].

Crampes.

Les crampes sont des contractions musculaires douloureuses, mais de courte durée, qui surviennent spasmodiquement chez certaines personnes, lesquelles, le plus souvent d'ailleurs, sont en état de santé.

Ces crampes occupent ordinairement les muscles fléchisseurs des membres, surtout ceux des membres inférieurs. Elle siégent quelquefois aussi dans les muscles du tronc et semblent constituer alors de véritables névroses; on appliquera un courant descendant de 20 à 30 éléments, le pôle positif étant placé sur le centre nerveux, vers la racine des nerfs, et le pôle négatif étant promené sur le muscle contracturé.

Crampe des écrivains

Cette affection survient le plus souvent chez des personnes qui écrivent beaucoup, et dans ces cas elle est très-difficile à guérir ou à améliorer. Quelquefois elle apparaît chez des personnes très-nerveuses, qui n'ont pas l'habitude d'écrire beaucoup. La même affection se rencontre chez les dessinateurs, les graveurs, les employés de télégraphe, les violonistes, etc.

Nous avons obtenu quelques améliorations, mais cette affection est des plus rebelles. Lorsqu'il existe en même temps des phénomènes parétiques, la guérison est plus facile à obtenir. Dans ces cas, il faut procéder de la manière suivante : On fait passer un courant ascendant, pendant 10 minutes environ, sur le bras malade, en mettant le pôle négatif sur la nuque et le pôle positif sur les muscles de l'avant-bras, surtout sur ceux du pouce. On termine par un courant ascendant d'une intensité moyenne appliqué pendant une minute sur les vertèbres cervicales. On fait une séance tous les deux jours, en ayant soin de recommander au malade de suspendre, pendant toute la durée du traitement, ses travaux habituels, et d'exercer, au contraire, les muscles du bras qui d'ordinaire fonctionnent peu.

Contracture des extrémités — Tétanie

Dans cette affection, il y a diminution de l'excitabilité des nerfs sensitifs et, au contraire, augmentation de l'excitabilité des nerfs moteurs. Les courants descendants, pendant leur application, augmentent la contracture, et le meilleur procédé est d'appliquer sur la partie supérieure de la moelle, un courant ascendant de faible intensité (10 à 12 éléments).

Il faut procéder de même dans les cas de contractures à la suite de traumatisme, et éviter en même temps toute fatigue musculaire.

Tétanos

Les courants continus, d'après des expériences faites sur les animaux, ont toujours été considérés comme pouvant être utiles dans le tétanos. Appliqués sur le malade, ils ont pour premier effet d'amener le relâchement des muscles contracturés, et de procurer ainsi pendant tout ce temps un grand bien-être au malade. Le chloral, qui peut être administré en même temps avec avantage, calme le malade, l'endort, mais n'empêche pas les contractures, ce qui est, au contraire, le propre des courants continus.

Les courants doivent surtout être appliqués à *direction descendante sur la colonne vertébrale*, c'est-à dire que l'on placera le pôle positif sur la nuque et le pôle négatif au niveau des dernières vertèbres lombaires. L'intensité du courant doit être moyenne, et plutôt faible que trop énergique (15 à 25 éléments). La durée d'application doit être relativement longue. Il ne faut pas changer souvent les rhéophores de place, et l'on doit employer une pile à courant très-constant.

Chorée

Les courants induits n'ont aucune efficacité dans la chorée; certaines observations semblent même faire supposer que les mouvements choréiques sont augmentés sous leur influence.

Les courants continus jouissent, au contraire, d'une efficacité incontestable. Nous avons vu cette affection céder au bout de cinq à six séances.

L'expérience nous a démontré que le courant ascendant, malgré sa plus grande excitabilité, et peut-être à cause même de cette excitabilité, a une action plus sûre que le courant descendant. On l'applique soit sur la moelle seule, soit sur la moelle et sur les membres atteints. La durée de l'électrisation doit être de 10 à 15 minutes ; le nombre d'éléments, de 10 à 25 pour la moelle, de 30 à 40 pour les membres. Ce nombre devra, du reste, varier suivant la tolérance du malade.

A la suite de la chorée, il survient quelquefois des paralysies des membres affectés, et l'application des courants continus est dans ces cas d'une grande utilité. On emploie alors un courant descendant, le pôle positif étant placé sur les vertèbres cervicales, et le pôle négatif sur les muscles paralysés. On devra, au commencement de la séance, faire quelques interruptions, ou promener le tampon le long du trajet des nerfs moteurs.

Paralysie agitante

On appliquera un courant ascendant assez intense (30 à 40 éléments), sur la partie supérieure de la moelle, le pôle négatif étant placé à la base du crâne, et le pôle positif sur les vertèbres cervicales et sur le ganglion cervical supérieur. Si la paralysie est localisée dans un des membres supérieurs, nous plaçons également, pendant une partie de la séance, le pôle positif sur le plexus brachial, le pôle négatif étant maintenu sur la nuque. L'amélioration est possible et quelquefois très-considérable, mais nous ne connaissons pas de cas de guérison complète. Les courants induits ne doivent jamais être employés dans ces cas.

En résumé, et les faits pathologiques le prouvent, les courants continus, dans ces affections chroniques, ont donné d'excellents résultats, et sont, certes, un des agents thérapeutiques les plus efficaces et les moins dangereux. Si la maladie est récente, on peut obtenir une guérison complète ; dans l'immense majorité des cas, on peut arrêter l'affection dans sa marche progressive pendant une période de temps souvent considérable.

Épilepsie

L'électricité a été souvent employée pour le traitement de cette affection, mais presque toujours sans résultat bien marqué. Il n'y a lieu d'employer ce mode de traitement que pour combattre certains phénomènes qui peuvent quelquefois accompagner l'épilepsie, tels que les tremblements, les paresies, les contractures, etc. — Dans ces cas, le traitement est celui de ces affections, seulement il faudra se garder d'employer des courants trop violents et de faire des interruptions.

Dans quelques formes cependant où il existe des accès légers épileptiformes dépendant d'une modification de l'irratibilité nerveuse ou de la circulation cérébrale, on peut espérer d'assez bons résultats en excitant avec des courants induits les nerfs périphériques qui sont en rapport avec ces régions centrales.

On électrisera, en même temps, avec des courants continus très-modérés, le ganglion cervical supérieur.

Catalepsie

La catalepsie est sans contredit une des affections où l'électrisation, si elle n'est pas toujours un moyen curatif complet, est, dans tous les cas, d'une incontestable utilité pour faire sortir le malade de l'état léthargique dans lequel il se trouve.

On peut pour cela appliquer soit les courants induits, soit les courants continus.

Les courants induits seront employés, soit pour faire contracter les muscles de la respiration, et déterminer ainsi une sorte de respiration artificielle, soit comme excitant général.

Les courants continus doivent être appliqués directement sur les centres nerveux, et de la même manière que dans les syncopes ou les asphyxies. Sous l'influence de cette application, on voit la respiration devenir peu à peu plus profonde, et le cœur battre d'une façon plus énergique.

Nous avons vu, chez une cataleptique, les muscles devenir momentanément moins contracturés sous l'influence d'un courant continu. En agissant sur le pneumogastrique et sur les vertèbres cervicales, nous avons également observé d'une façon très-nette, que la respiration devenait plus fréquente, et surtout que les battements du cœur devenaient plus sensibles et plus forts.

Les animaux hivernants, chez lesquels on fait passer, au moment de leur léthargie, un courant continu de 8 à 10 éléments, se réveillent peu à peu et restent éveillés le reste de l'hiver.

PARALYSIES PÉRIPHÉRIQUES

Paralysies à la suite de compression ou de contusion

Dans les cas de paralysie par compression, le traitement électrique ne peut être employé que lorsque la cause de la compression est enlevée ; il est complétement inutile lorsque cette cause existe. Même quand le nerf est profondément altéré, les résultats en sont toujours très-satisfaisants.

Dans ces cas, il y a toujours une atrophie musculaire plus ou moins grande ; il faut donc diriger le traitement sur les nerfs et sur les muscles, et employer en même temps les courants continus et les courants induits : les courants continus pour agir sur la nutrition générale et surtout pour ramener l'excitabilité des nerfs ; les courants induits pour agir sur le fonctionnement des muscles.

Dans l'application des courants continus, on place le pôle positif sur la moelle et, dans tous les cas, au-dessus du point lésé, le pôle négatif est placé sur le point lésé ou un peu au-dessous, afin de comprendre la partie malade du nerf entre les deux pôles. On emploiera, suivant les cas, de 30 à 60 éléments.

Comme l'atrophie musculaire est presque toujours simple, on pourra avec avantage électriser les muscles localement avec les courants induits.

La simple contusion, les luxations, surtout celles de l'épaule, peuvent donner lieu à des paralysies périphériques, et à des atrophies musculaires consécutives. Dans ces cas, on agira comme précédemment, en appliquant les courants continus sur le trajet du nerf paralysé et les courants induits sur les muscles atrophiés. Les interruptions des courants induits, surtout pendant les premières séances, doivent être très-espacées.

Paralysie des nerfs moteurs de l'œil

Les paralysies des nerfs moteurs de l'œil sont le plus souvent l'indice d'une affection centrale, soit du cerveau (tumeurs, hémorrhagies), soit de la moelle (ataxie locomotrice). Quelquefois, cependant, elles sont idiopathiques, et dans ces cas on obtient presque toujours, en un temps relativement très-court, une guérison complète. Dans le traitement de cette affection, on applique un courant de 8 à 10 éléments, en plaçant le pôle positif près du globe oculaire, et le pôle négatif sur la tempe du côté correspondant, ou sur le ganglion cervical supérieur. La durée de l'électrisation sera de 5 à 6 minutes. On renouvellera les séances deux ou trois fois par semaine.

Paralysie du nerf facial

Nous décrivons ailleurs par quel moyen on peut reconnaître la véritable nature de la paralysie, si elle est de cause centrale ou de cause périphérique. Dans les cas de paralysie faciale de cause périphé-

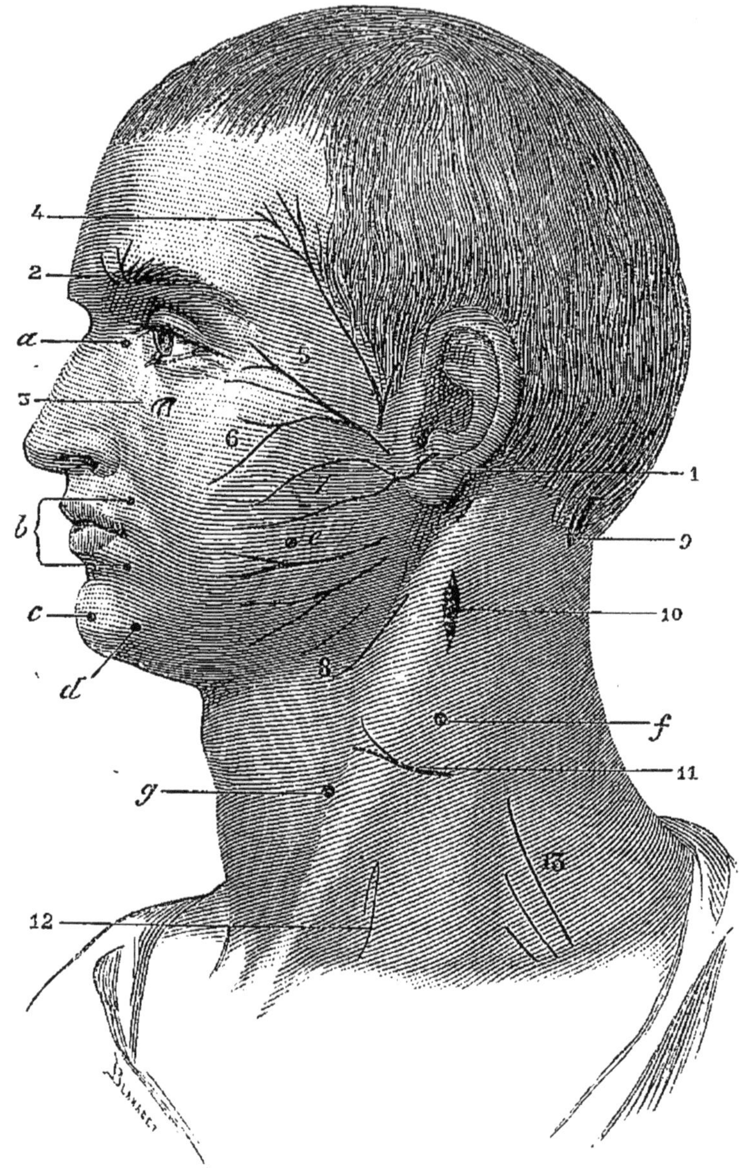

Fig. 67. — *a*, pyramidal ; — *b*, *b*, orbiculaire des lèvres ; — *c*, houppe du menton ; — *d*, carré du menton ; — *e*, masséter ; — *f*, sterno-mastoïdien ; — *g*, sterno-hyoïdien.

(Dans cette figure les traits et les chiffres indiquent les régions où il faut placer les rhéophores pour agir sur les nerfs ; les points et les lettres indiquent les régions où il faut placer les rhéophores pour électriser les muscles.

rique, c'est-à-dire due à l'action du froid ou d'une compression, on obtient une guérison presque toujours certaine et souvent rapide par l'action des courants continus.

On emploie un courant de 15 à 20 éléments, en appliquant le pôle positif au point de sortie du nerf facial, en avant de l'oreille, le pôle négatif sur les divers muscles de la face, représentés sur la figure 67 par les lettres *a*, *b*, *c*, *d*. On devra interrompre par moments le courant sur chacun de ces muscles, afin d'en exciter plus énergiquement la contraction. Les séances dureront pendant 5 à 8 minutes, et pourront être renouvelées tous les jours ou tous les deux jours.

Nous ne pouvons insister ici sur les caractères si différents qu'offre la contractilité électro-musculaire selon qu'on emploie des courants induits ou des courants continus. Nous ferons seulement remarquer que lorsque la contractilité est perdue pour les courants induits, elle est, au contraire, très-prononcée et même exagérée pour les courants continus. Dans la première période, il est même nuisible d'employer des courants induits.

Paralysie du nerf radial

La paralysie rhumatismale du nerf radial s'observe assez fréquemment, mais à des degrés variés. Si la cause est due à un trouble de la circulation, et si les phénomènes vasculaires peuvent facilement être rétablis, tout agent qui exerce une action directe sur la circulation, peut amener la guérison. C'est ainsi que des vésicatoires, des douches froides,

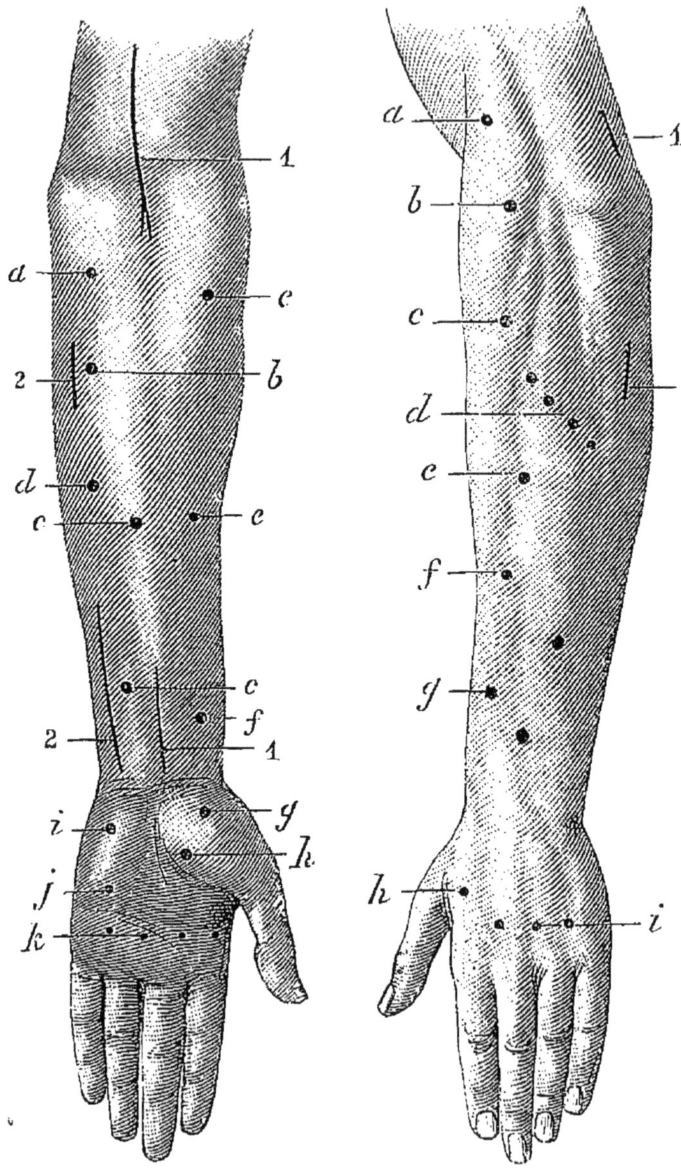

Fig. 68 et 69. — 1, 1, nerf médian ; — 2, 2, nerf cubital ; — *a*, rond pronateur ; — *b*, grand palmaire ; — *c*, *c*, fléchisseur superficiel ; — *d*, petit palmaire ; — *e*, *e*, long supinateur ; — *f*, fléchisseur propre du pouce ; — *g*, adducteur du pouce ; — *h*, opposant du pouce ; — *i*, adducteur du petit doigt ; — *j*, court fléchisseur du petit doigt ; — *k*, lombricaux.

(Dans cette figure les traits et les chiffres indiquent les régions où il faut placer les rhéophores pour agir sur les nerfs ; les points et les lettres indiquent les régions où il faut placer les rhéophores pour électriser les muscles.)

des frictions même, peuvent donner, dans ces cas légers, des résultats avantageux.

Si les troubles vasculaires sont plus grands, et si l'excitabilité d'une portion du nerf est complétement abolie, les agents révulsifs ordinaires restent inefficaces, et alors il n'est pas de traitement qui soit aussi indiqué que celui par les courants électriques.

Dans le traitement de cette affection, nous appliquons un courant de 30 à 50 éléments, en mettant le pôle positif sur le plexus brachial et le pôle négatif sur le nerf radial (fig. 68), à la partie antérieure, le long du bord interne du long supinateur (*e-e*). Chaque séance dure environ 10 minutes.

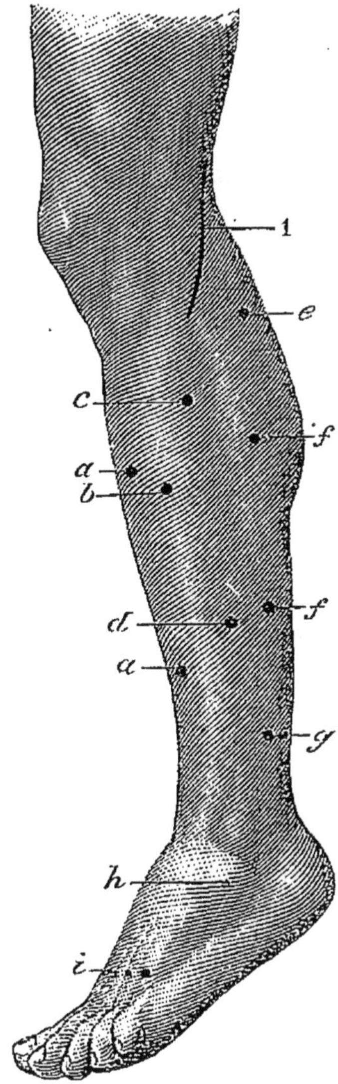

Fig. 70. — 1, branche péronière ; — *a*, *a*, jambier antérieur ; — *b*, extenseur du gros orteil ; — *c*, long péronier ; — *d*, court péronier ; — *e*, jumeaux ; — *f*, *f*, soléaire ; — *g*, fléchisseur propre du gros orteil ; — *h*, pédieure ; — *i*, interosseux.

(Dans cette figure les traits et les chiffres indiquent les régions où il faut placer les rhéophores pour agir sur les nerfs ; les points et les lettres indiquent les régions où il faut placer les rhéophores pour électriser les muscles.)

Lorsqu'il y a de l'atrophie musculaire en même temps que de la paralysie, il est utile d'employer simultanément les courants continus et les courants induits : les courants continus sur le trajet des nerfs, et les courants induits pour l'électrisation localisée des muscles. Il faut ajouter toutefois que les courants continus avec intermittences peuvent remplacer l'action des courants induits, et qu'on peut déterminer les contractions musculaires, en appliquant les rhéophores aux deux extrémités du muscle atrophié, et en imprimant au courant des interruptions successives.

Paralysie du nerf tibial antérieur

Dans le traitement de la paralysie du nerf tibial antérieur, on emploie concurremment le courant de la pile et les courants induits. Pour l'application du courant continu, on place le pôle positif dans le creux poplité, et le pôle négatif sur le cou-de-pied, au niveau du bord externe du tendon du jambier antérieur. Après une séance de 5 à 6 minutes, on électrise successivement chacun des muscles paralysés (fig. 70), avec les courants induits, ou avec les courants continus interrompus.

NÉVROSES DIVERSES

Hystérie

En tant que maladie générale, l'électrisation sera de peu d'efficacité dans cette affection; mais on peut obtenir d'excellents résultats dans un grand nombre de ses manifestations, surtout pour les paralysies, les anesthésies et pour les contractures d'origine hystérique.

1° PARALYSIES. — Il est préférable d'agir en même temps sur le système nerveux central et sur le membre paralysé. Pour cela on appliquera un courant d'une moyenne intensité le long de la colonne vertébrale; en même temps on soumettra les muscles paralysés à une sorte de gymnastique, soit au moyen du courant continu auquel on fera des interruptions fréquemment répétées, soit au moyen des courants d'induction. Ceux-ci doivent être, autant que possible, à interruptions rares, et ne doivent jamais être appliqués que sur le membre, et jamais près des centres.

2° ANESTHÉSIES. — Dans les anesthésies cutanées, les courants induits sont supérieurs aux courants continus, et on les emploie avec succès dans ces cas, en se servant du pinceau métallique.

3° CONTRACTURES. — On agira sur la colonne vertébrale au moyen du courant galvanique, en ayant soin de n'employer qu'un courant faible (15 à 30 éléments), mais d'une durée assez longue. C'est dans ces cas que les courants permanents peuvent être quelquefois utilement employés, et l'on pourra agir avec 4 ou 5 éléments, pendant une à deux heures, au lieu d'appliquer un courant plus intense pendant un quart d'heure. Cependant il faut toujours tenir compte de l'excitabilité des individus.

La direction des courants, dans les paralysies et les contractures hystériques, n'est pas aussi facile à déterminer que dans d'autres affections. D'une manière générale cependant, il faut toujours commencer par le courant sédatif, c'est-à-dire par le courant descendant, et n'essayer le courant ascendant que plus tard.

Enfin nous terminons toujours la séance par l'électrisation légère du grand sympathique du cou, et dans les cas où les phénomènes sont variables et passagers, c'est le seul moyen d'électrisation que nous employons.

Les succès ainsi obtenus au moyen de l'électrothérapie sont souvent très-rapides et se manifestent dès le début du traitement. Si, au bout de quelques séances, on ne constate aucune amélioration, ou bien s'il survient un état stationnaire à la suite d'un succès partiel, on suspendra momentanément le traitement pour le reprendre quelques semaines après.

Angine de poitrine

Duchenne (de Boulogne) rapporte deux observations dans lesquelles il est parvenu non-seulement à faire cesser complétement et à l'instant même un accès d'angine de poitrine, mais encore à enrayer la marche de cette maladie, et peut-être même, dit-il, à la guérir définitivement.

Dans ces deux cas, il a appliqué *loco dolenti*, c'est-à-dire au niveau du mamelon gauche, et vers la partie supérieure du sternum, l'extrémité des deux fils métalliques excitateurs qui communiquaient avec les conducteurs de son appareil d'induction, *gradué au maximum et marchant avec des intermittences très-rapides*.

Comme on le voit, c'est la méthode d'excitation électro-cutanée analogue à celle qui est employée dans le traitement de la plupart des névralgies. Toutefois, comme il le dit lui-même, on ne saurait conclure de ces deux cas isolés à un traitement général, et il ne nous semble pas qu'une excitation aussi violente dans la région précordiale soit absolument sans aucun danger.

Goître exophthalmique

Dans les cas de goître exophthalmique que nous avons observés, l'application des courants continus nous a donné de bons résultats. Le plus souvent, nous avons pu arrêter cette affection dans sa marche progressive, plusieurs fois même nous avons obtenu une diminution considérable dans l'intensité des symptômes, à tel point que nous avons pu considérer certains malades comme à peu près entièrement guéris.

Dans cette affection, nous électrisons le grand sympathique, en plaçant les rhéophores de chaque côté du cou, au niveau du ganglion cervical supérieur, et nous agissons en même temps du côté du pneumogastrique. Nous employons un courant continu de 15 à 20 éléments, pendant 8 à 10 minutes.

MALADIES DES CENTRES NERVEUX

Hémiplégie

Pour l'application des courants continus dans les cas d'hémorrhagie cérébrale, on devra distinguer deux périodes.

Dans la première période, sept à huit jours après le début de l'hémiplégie, on peut commencer l'emploi des courants continus. On place le pôle positif sur le front, du côté de la lésion, et le pôle négatif sur la nuque, et l'on fait passer un courant très-faible, 6 à 8 éléments, pendant deux à trois minutes. On électrise ensuite le ganglion cervical supérieur avec un courant un peu plus fort, 10 à 12 éléments, et pendant près de 5 minutes. Il est indispensable de commencer l'électrisation par le courant le plus faible possible, 3 ou 4 éléments, et de ne l'augmenter que lentement et progressivement. La même précaution doit être prise lorsqu'on cesse l'électrisation.

On facilitera ainsi la résorption du caillot, en agissant modérément sur la circulation, et cette influence peut également être utile dans les cas où l'hémiplégie est due à une oblitération des vaisseaux, ou à une compression dépendant de la stase sanguine.

Dans la seconde période, c'est-à-dire quelques semaines après le début de la maladie, on électrise à la fois le sympathique cervical et les membres. Après quelques séances on arrive presque toujours à obtenir un peu plus de facilité et d'étendue dans les mouvements. Lorsque la lésion est considérable et que les membres sont contracturés, on ne peut espérer leur rendre le mouvement, mais on peut, dans ces cas, calmer les douleurs dont ils sont le siége quelquefois, et faire cesser momentanément les contractures. Il n'y a aucun avantage à se servir, dans ces cas, des courants induits, mais si on les employait, il ne faudrait agir que sur les muscles des membres et avec des interruptions excessivement rares.

Irritation spinale

On a donné le nom *d'irritation spinale* à une affection caractérisée par la réunion des symptômes suivants : douleur le long du rachis, provoquée surtout par la pression sur les apophyses épineuses, présentant des irradiations très-variées, et accompagnée de troubles fonctionnels multiples et remarquablement mobiles.

L'emploi des courants continus nous a donné des résultats très-satisfaisants dans le traitement de cette affection ; dans quelques cas, il suffit de 6 à 8 séances pour obtenir une guérison complète. On place le pôle positif sur les vertèbres cervicales, et le pôle négatif dans la région lombaire ou sacrée, au-dessous des points douloureux. Le courant devra avoir une intensité de 30 à 40 éléments, et sera appliqué pendant 10 à 12 minutes chaque fois. On peut, pendant une partie de la séance, promener légèrement et lentement le pôle positif le long des vertèbres, mais sans faire d'interruptions.

Myélite

Quoiqu'il soit vrai que l'électricité ait une influence certaine sur la circulation et sur les phénomènes inflammatoires, il serait imprudent d'employer cet agent dans le traitement des maladies aiguës du système nerveux central, au moins, dans les cas accompagnés de fièvre intense. Cependant, dès que l'affection perd son caractère aigu, il peut y avoir avantage à employer les courants continus *le plus tôt possible* et à électriser directement la moelle. Seulement il faut toujours agir avec une prudence extrême, et n'employer qu'un courant parfaitement constant, en ayant soin de ne déterminer aucune secousse. Comme dans les cas où l'on cherche à obtenir un effet sédatif du système nerveux, le courant sera descendant, c'est-à-dire que l'on placera le pôle positif dans la région cervicale, et le pôle négatif dans la région lombaire. On ne dépassera pas le nombre de 20 à 30 éléments.

Dans la myélite chronique, on appliquera sur la colonne vertébrale un courant descendant (30 à 60 éléments), et en même temps, pendant une partie de la séance, on pourra agir à la fois sur la moelle et sur les membres paralysés, en maintenant le pôle positif sur la colonne vertébrale et le pôle négatif sur les membres.

Ataxie locomotrice

Des recherches faites sur un grand nombre de malades nous ont démontré qu'on pouvait obtenir une grande amélioration dans la plupart des cas par l'emploi des courants continus, et souvent la maladie semble enrayée dans sa marche progressive.

Mais ici, plus que dans toute autre affection, il est nécessaire de s'occuper de la direction du courant et de la région que l'on doit électriser. L'électrisation des nerfs périphériques est, en effet, au moins inutile; c'est sur le système nerveux central, c'est sur la moelle que l'on devra toujours agir. Il est important d'employer un courant *ascendant*, c'est-à-dire de placer le pôle positif à la partie inférieure, et le pôle négatif à la partie supérieure de la colonne vertébrale. Si l'on oublie cette règle, on voit souvent les douleurs des membres réapparaître et même augmenter. On emploiera de 30 à 40 éléments, et la séance ne durera pas plus de 10 minutes. Les effets les plus appréciables de ce traitement sont la diminution des douleurs et des phénomènes morbides du côté de la vessie. Dans les cas de faiblesse considérable des jambes, avec tendance atrophique des muscles, on pourra employer un courant descendant et appliquer le pôle positif sur les vertèbres dorsales, et le pôle négatif sur les vertèbres sacrées, un peu en dehors de la colonne vertébrale. Mais, même dans ces cas, il n'est jamais utile d'agir sur les filets terminaux des nerfs de la jambe. Il faut se garder d'électriser pendant les poussées congestives.

Paralysie infantile

Le traitement dans la paralysie spinale de l'enfance doit consister dans l'électrisation modérée des régions de la moelle d'où partent les nerfs qui se rendent aux membres paralysés.

Voici comment nous procédons généralement : Nous promenons d'abord les électrodes d'un courant continu sur les muscles malades, en faisant par moments quelques interruptions, puis nous plaçons le pôle positif sur la colonne vertébrale, et l'autre sur le trajet des nerfs qui se rendent aux membres atrophiés ; et enfin, tant pour agir sur la circulation de la moelle que pour combattre l'excitation qui a pu être produite, nous maintenons sur la colonne vertébrale, sans interruption pendant 2 à 3 minutes, un courant descendant de 10 à 25 éléments ; les séances durent de 10 à 12 minutes, et doivent avoir lieu tous les deux jours.

Après quelques semaines de traitement, il est utile, la plupart du temps, de le suspendre pendant quinze jours ou un mois et d'insister alors sur les autres agents thérapeutiques qui doivent être employés simultanément, tels que bains sulfureux, massage, etc.

Plus le début de l'affection est récent, plus on se trouve dans de meilleures conditions, et nous sommes convaincu qu'en employant avec prudence les courants continus dès que la période aiguë a cessé, c'est-à-dire huit à dix jours après les premiers symptômes, on obtient des résultats bien plus satisfaisants.

A cette période, il ne faut employer qu'un courant

descendant sur la moelle, très-faible (10 à 15 éléments), puis, peu à peu, on agit sur la moelle et sur les nerfs musculaires.

Il est également utile d'électriser les muscles atrophiés avec des courants induits; mais dans cette affection surtout, nous recommandons expressément de n'employer que des courants induits à interruptions rares. Rien n'est plus mauvais que les courants induits ordinaires; on ne parvient ainsi qu'à irriter les nerfs cutanés, à surexciter le système nerveux des enfants, et sans grand profit pour l'amélioration des muscles. Chaque jour, on voit des parents se plaindre que l'électricité, qu'on leur a conseillé d'employer, a une action trop excitante pour leurs enfants malades. Cela tient surtout à ce qu'on met entre les mains des parents de mauvais appareils, et qu'en fait, le seul résultat qu'on obtienne avec ces appareils, c'est d'irriter les nerfs cutanés, sans même agir sur le tissu musculaire. Les enfants, même les plus délicats, supportent, au contraire, très-bien les courants induits assez intenses, lorsque les interruptions sont rares; quant aux courants continus, en ayant soin de choisir des piles à action chimique faible, ils les tolèrent presque plus facilement que les adultes, et n'en éprouvent ni excitation, ni sensation vraiment douloureuse.

Paralysie spinale de l'adulte

Dans la paralysie spinale de l'adulte, nous appliquons un courant descendant de 40 éléments sur la moelle ; et de plus, pour éviter la dégénérescence musculaire, nous agissons aussi sur les membres paralysés, soit au moyen des courants induits, soit au moyen des courants continus interrompus, comme dans les cas d'atrophie musculaire progressive.

Méningite spinale, — pachy-méningite

L'emploi des courants continus nous a donné de bons résultats dans des cas de méningite spinale et de pachy-méningite. Nous appliquions le long du rachis un courant descendant de 30 à 50 éléments, le pôle positif étant placé au niveau des premières vertèbres cervicales, et le pôle négatif sur l'angle sacro-vertébral. La durée de l'électrisation doit être de 10 minutes environ.

Atrophie musculaire progressive

Dans le traitement de cette affection, il faut, pendant une partie de la séance, électriser uniquement la moelle avec un courant constant et d'une intensité moyenne (30 à 40 éléments), et pendant 5 à 10 minutes, appliquer l'électrode positive sur la moelle, et l'autre sur les nerfs ou les plexus renfermant les nerfs qui se rendent aux muscles atrophiés. On devra en même temps, pendant 5 ou 6 minutes, promener le pôle négatif sur les muscles malades, et faire quelques interruptions. On peut également, avec les courants induits, électriser les muscles atrophiés, mais il faut absolument faire des séances courtes et n'employer que des interruptions très-rares.

PARALYSIES
A LA SUITE D'AFFECTIONS AIGUES
OU D'INTOXICATIONS

Il survient souvent des atrophies musculaires ou des paralysies à la suite de maladies aiguës, de cachexies ou d'intoxications.

Intoxication saturnine

Les paralysies qui sont le résultat de l'intoxication saturnine sont très-communes. Pour les combattre, on agit sur les centres nerveux au moyen d'un courant continu descendant sur la moelle, et sur les muscles au moyen du même courant auquel on imprimera quelques interruptions, ou bien avec des courants induits assez intenses, appliquées directement sur les muscles atteints. De plus, l'électrisation du plexus cœliaque par les courants continus, en plaçant le pôle positif sur la moelle, et le pôle négatif au-dessous de l'apophyse xyphoïde fait cesser les douleurs si intenses de la colique de plomb. On emploie de 40 à 50 éléments.

Dans toutes les paralysies qui succèdent à des

fièvres éruptives ou à d'autres maladies aiguës, qui accompagnent les cachexies, il faut surtout électriser la moelle et le grand sympathique avec des courants continus.

Selon les conditions, et surtout lorsqu'on n'a pas à redouter l'excitation produite par les courants ascendants, il est préférable d'employer ces derniers.

Ils impriment à la nutrition générale une impulsion qui manque dans tous ces cas; ils raniment les fonctions, provoquent les mouvements d'échange entre les éléments des tissus, et par conséquent réveillent l'organisme et aident à le fortifier.

Colique sèche (myosalgie des muscles abdominaux)

On a cité de nombreux cas de guérison de la colique sèche par la faradisation cutanée *loco dolenti ;* des accès d'une extrême intensité ont été instantanément arrêtés par ce mode de traitement. Toutefois l'accès seul est modifié, mais la maladie n'en persiste pas moins, et elle peut donner lieu à de nouvelles crises qui toutes ne seront pas aussi heureusement influencées par l'application des courants induits.

Avec les courants continus, grâce à leur action calmante et sédative, on peut espérer prévenir de nouvelles crises. On appliquera un courant descendant de 30 à 40 éléments sur les muscles atteints de myosalgie, en ayant soin de donner au courant la direction des fibres musculaires. Ainsi, si l'on veut électriser le muscle droit de l'abdomen, on mettra le pôle positif au niveau de l'appendice xyphoïde, et le pôle négatif un peu au-dessus du pubis. S'il s'agit du muscle grand oblique, on placera le pôle positif sur la partie latérale du tronc, au niveau des dernières côtes, et le pôle négatif à la partie antérieure et inférieure de l'abdomen. La séance durera de 10 à 12 minutes.

DIPHTHÉRIE. — On a souvent l'occasion d'observer à la suite des angines diphthéritiques, des paralysies du voile du palais, ou bien, les cordes vocales ayant perdu en partie leur mobilité ou leur sensibilité, il en résulte soit des accès de suffocation, surtout pendant l'ingestion des boissons, soit une altération de la voix qui peut persister très-longtemps, si l'on n'y porte remède.

On peut obtenir des résultats également favorables, dans la paralysie des muscles du larynx, par les courants continus et par les courants induits.

Si l'on se sert des courants continus, on appliquera les rhéophores extérieurement, de chaque côté du larynx, en employant 15 à 20 éléments.

Les courants continus ont une action presque spéciale sur les muscles du larynx, car c'est sur ces muscles qu'on observe le mieux la contraction galvano-tonique, c'est-à-dire une demi-contraction persistant pendant tout le temps d'application d'un courant continu. Dans les cas où la voix et surtout le chant sont modifiés par suite de fatigue du larynx et de trop grands efforts de chant, nous avons obtenu de bons résultats par l'emploi des courants continus appliqués extérieurement sur le larynx. Les cordes vocales reprennent ainsi leur tonicité et tout leur jeu physiologique.

Il y a deux moyens d'appliquer les courants d'induction; on emploie soit la faradisation cutanée, soit l'excitation directe des muscles du larynx, au moyen d'un rhéophore introduit sur la face postérieure du larynx, l'autre rhéophore étant placé à l'extérieur au niveau du muscle crico-thyroïdien. Dans ce dernier cas, il faut que les intermittences du courant soient rares.

Fièvre typhoïde. — La fièvre typhoïde et d'autres affections aiguës laissent quelquefois à leur suite une contracture des muscles fléchisseurs des membres inférieurs, contracture qui disparaît quelquefois spontanément, mais qui le plus souvent devient l'origine de graves infirmités.

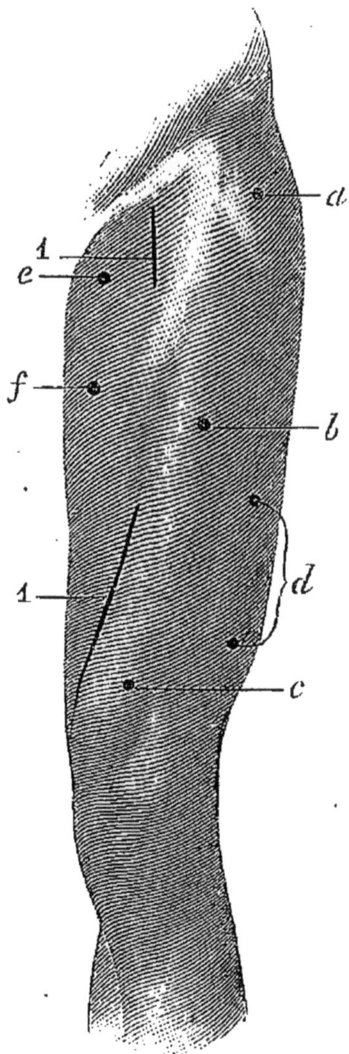

Fig. 71. — 1, 1, nerf crural; — *a*, tenseur du fascia lata; — *b*, droit antérieur; — *c*, vaste interne; — *d*, *d*, vaste externe; — *e*, pectiné; — *f*, grand adducteur.

(Dans cette figure les traits et les chiffres indiquent les régions où il faut placer les rhéophores pour agir sur les nerfs; les points et les lettres indiquent les régions où il faut placer les rhéophores pour électriser les muscles.)

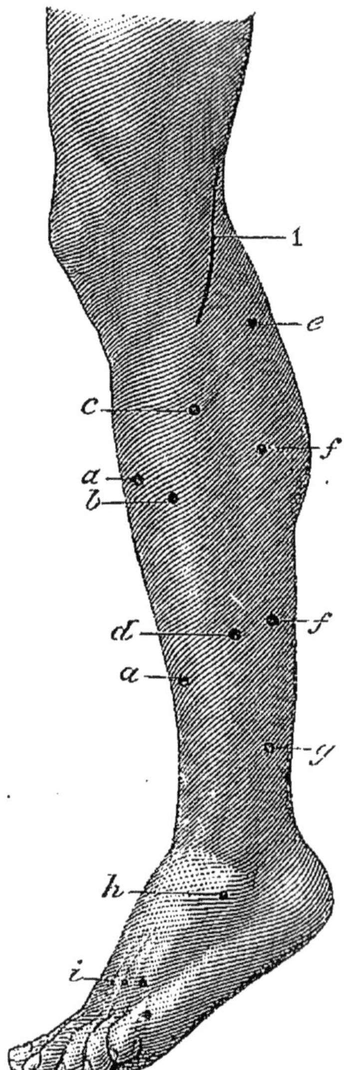

L'application des courants continus donnera presque toujours d'excellents résultats.

Si la contracture se trouve localisée aux muscles fléchisseurs de la cuisse sur le bassin (fig. 71 on appliquera un courant descendant de 20 à 25 éléments le long du trajet du nerf crural (1, 1). Pendant quelques minutes, on placera le pôle positif sur la région lombaire de la colonne vertébrale, et le pôle négatif à la base du triangle de Scarpa, puis on mettra le pôle positif sur ce dernier point, et le pôle négatif à la partie inférieure et interne de la cuisse.

Si la contracture occupe les muscles fléchisseurs de la jambe (fig. 72), on agira de la même façon, c'est-à-dire que l'on appliquera un courant descendant le

Fig. 72. — *a*, *a*, jambier antérieur; — *b*, extenseur du gros orteil; — *c*, long péronier; — *d*, cour; péronier; — *e*, jumeaux; — *f*, *f*, soléaire; — *g*, fléchisseur propre du gros orteil; — *h*, pédieux; — *i*, interosseux.

(Dans cette figure les traits et les chiffres indiquent les régions où faut placer les rhéophores pour agir sur les nerfs; les points et les lettres indiquent les régions où il faut placer les rhéophores pour électriser les muscles.)

long du nerf sciatique, en plaçant le pôle positif au niveau de l'échancrure sciatique, et le pôle négatif d'abord sur le creux poplité, puis sur la gouttière située en arrière de la malléole externe. Après 7 à 8 minutes, on électrisera les muscles de la région antérieure de la jambe, c'est-à-dire ceux désignés sur la figure 72 par les lettres *a* à *d*. On aura soin, comme précédemment, de déterminer quelques interruptions, afin d'exciter la contraction de ces muscles.

CHOLÉRA. — Les *crampes*, si douloureuses chez la plupart des malades atteints de choléra, sont très-heureusement combattues par l'application des courants voltaïques. On applique un courant descendant de 20 à 30 éléments et même au delà le long de muscles contracturés, pendant 5 à 6 minutes. Les douleurs deviennent rapidement moins violentes, et le malade peut jouir d'un peu de repos. Si les crampes se reproduisent au bout d'un certain temps, on renouvellera l'application du courant comme précédemment, et presque toujours l'on obtiendra de très-heureux effets. Dans ces cas, on peut avec avantage employer les chaînes de Pulvermacher.

Le choléra laisse souvent à sa suite des *paralysies* et même de l'*atrophie* de certains muscles, principalement dans les membres inférieurs. On cherchera, dans ces cas, à activer la nutrition des membres par l'application des courants continus, en même temps que l'on excitera la contraction des muscles atteints, au moyen des courants induits ou des courants continus interrompus.

Les indications sont les mêmes pour les paralysies ou les atrophies qui sont consécutives aux fièvres éruptives, telles que la variole ou la rougeole.

AFFECTIONS DU SYSTÈME MUSCULAIRE

Fatigue musculaire

La contraction permanente d'un muscle a pour résultat d'occasionner un certain état de rigidité de ce muscle, et d'en rendre ainsi l'exercice difficile et pénible. La plupart du temps, après un repos de quelques heures, cette rigidité disparaît; mais si le même muscle est soumis fréquemment à un exercice trop violent ou trop continu, il arrive à un certain état de rigidité permanente, désignée sous le nom de *fatigue musculaire*. Pour combattre cette affection, souvent fort pénible, il suffit d'appliquer pendant 4 ou 5 minutes, sur le muscle atteint, un courant descendant de 30 à 40 éléments. Dès la première séance, il y a une remarquable amélioration, et, si l'on répète le même traitement, on ne tarde pas à obtenir une entière guérison.

Contracture

La contracture peut être considérée comme produite soit par l'excitation permanente d'un nerf moteur, soit par le manque de circulation dans un muscle.

On conçoit donc facilement que l'application des courants induits sur un muscle atteint de contracture, ne pourra qu'en augmenter l'excitation, et que, par conséquent, un pareil mode de traitement ne paraît guère logique. Cependant Duchenne (de Boulogne) a cru devoir en préconiser l'emploi, non point en appliquant les courants induits sur le muscle contracturé, mais sur les muscles antagonistes. Ce procédé donne quelquefois d'assez bons résultats, mais, à vrai dire, il est loin d'être préférable à l'emploi des courants continus.

Pour nous, le meilleur moyen de combattre les contractures est sans contredit l'emploi des courants continus. Ceux-ci, en effet, augmentent la circulation sans déterminer de contractions musculaires ; ils produisent donc l'effet utile, sans risquer de déterminer les effets nuisibles. De plus, non-seulement ils agissent sur la circulation, mais dans les cas où la contracture est due à l'excitation continue d'un nerf, ils diminuent l'excitabilité de ce nerf, et font ainsi cesser la contracture.

On emploie un courant de 30 à 40 éléments, à direction descendante, le long du nerf qui se rend au muscle contracturé. Chaque séance devra durer de 10 à 15 minutes.

Rhumatisme musculaire

Les courants induits, dans le traitement du rhumatisme musculaire, donnent souvent de bons résultats. Ils doivent surtout être appliqués au moyen du pinceau électrique, et être localisés dans la région cutanée. Ce procédé néanmoins est très-douloureux, et de plus, assez fréquemment, quelque temps après l'électrisation, les douleurs reviennent, après avoir disparu un instant.

Les courants continus, moins douloureux, ont l'avantage d'agir énergiquement sur la circulation locale et, de plus, d'influencer les nerfs sensitifs et, par suite, les actions reflexes, qui produisent les contractures des muscles.

Il faut, dans les cas de rhumatisme musculaire, appliquer le pôle positif sur le trajet du nerf musculaire et promener le pôle négatif sur le muscle tout entier, avec un courant assez énergique (40 à 60 éléments); mais à la fin de la séance, il faut toujours diminuer l'intensité du courant, et maintenir les rhéophores en place, sans déterminer d'interruption.

Dans le lumbago, par exemple, on met d'abord le pôle positif sur les premières vertèbres dorsales, à droite ou à gauche des apophyses épineuses, et l'on promène le pôle négatif sur tous les muscles de la région sacro-lombaire. Après 5 ou 6 minutes de cette application, on laisse les deux pôles à la même place, pendant le même espace de temps, le pôle positif toujours près de l'origine des nerfs, et le négatif sur la masse musculaire.

Atrophie musculaire

Dans l'atrophie musculaire simple qui résulte d'un défaut d'exercice, ou d'un commencement d'altération de nutrition dû au voisinage de régions enflammées, les courants induits, appliqués directement sur le muscle sont préférables aux courants continus.

C'est dans ces cas, que les courants induits trouvent leur meilleure application. Il faut électriser chaque muscle séparément, et en même temps ne pas faire des interruptions trop rapides.

Dans les atrophies musculaires dont la cause première est une affection du système nerveux, soit central, soit périphérique, les courants continus sont au contraire plus avantageux.

On appliquera d'abord un courant descendant de 30 à 40 éléments sur la moelle, si l'atrophie est de cause centrale, ou sur le nerf du muscle atrophié, si cette atrophie est de cause périphérique. Après quelques minutes, on appliquera les rhéophores aux deux extrémités de chaque muscle, et l'on en déterminera la contraction par des interruptions plus ou moins nombreuses du courant. La durée de chaque séance sera de 12 à 15 minutes.

Pied-bot

L'application de l'électricité peut donner d'excellents résultats dans le traitement du pied-bot, en augmentant la tonicité des muscles trop faibles, dont le relâchement peut être considéré comme la première cause de cette difformité.

Les déformations du pied ont toujours pour cause une modification dans le fonctionnement des muscles du pied, soit qu'il y ait paralysie ou atrophie de certains muscles, soit qu'il y ait contracture. D'une manière générale, les contractures sont plus rares que les atrophies et dépendent presque toujours d'affections cérébrales, tandis que les atrophies de ces muscles sont bien plus communes. Les muscles

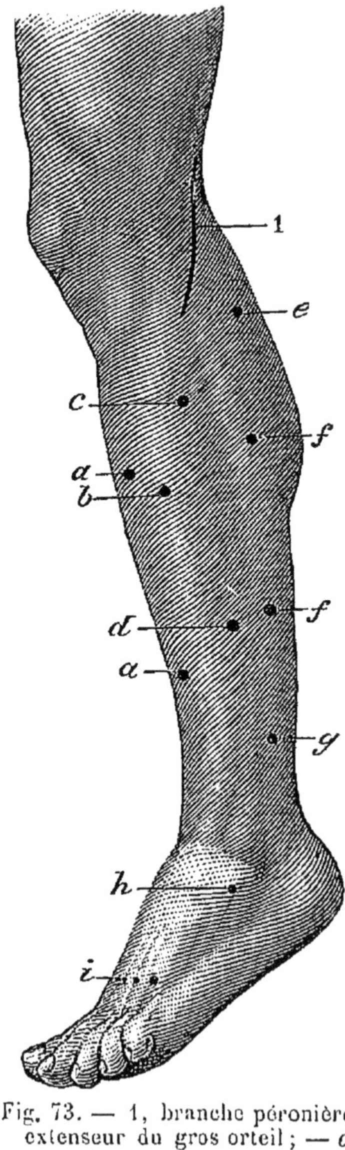

le plus souvent atteints sont le jambier, l'extenseur du gros orteil et les péroniers. On mettra donc les rhéophores des courants induits sur les points *a, a* (fig. 73) pour électriser le jambier, aux points *b, c* et *d* pour l'extenseur du gros orteil et pour les muscles péroniers. Autant que possible, il faut employer des courants à intermittences rares, bien mouiller la peau, et ne pas exciter les nerfs cutanés. Comme ces applications se font surtout chez les enfants, il est très-important de ne pas déterminer d'excitation générale, et l'on est certain alors d'obtenir des résultats très-avantageux.

Lorsqu'au contraire les muscles postérieurs sont atteints, on mettra les rhéophores aux points *e*;

Fig. 73. — 1, branche péronière; — *a, a,* jambier antérieur; — *b*, extenseur du gros orteil; — *c*, long péronier; — *d*, court péronier; — *e*, jumeaux; — *f, f*, soléaire; — *g*, fléchisseur propre du gros orteil; — *h*, pédieux; — *i*, interosseux.

(Dans cette figure les traits et les chiffres indiquent les régions où il aut placer les rhéophores pour agir sur les nerfs; les points et les ettres indiquent les régions où il faut placer les rhéophores pour électriser les muscles.)

f, *g*, en ayant toujours soin de ne point trop exciter ces muscles.

Avec les courants continus, qui doivent toujours être employés simultanément, on placera le pôle positif sur la branche nerveuse, au point 1, et même pendant une partie de la séance sur les vertèbres lombaires, et le pôle négatif sera mis sur les muscles atrophiés.

Il nous est impossible d'entrer ici dans la description de toutes les variétés de pieds-bots, mais d'une façon générale, on peut dire qu'à côté des appareils orthopédiques, le point principal du traitement de ces affections est de bien rechercher les muscles de la jambe qui sont affaiblis et de les soumettre fréquemment à l'électrisation par les deux espèces de courants électriques.

Dans les cas de contracture, il faudra cependant se servir presque exclusivement des courants continus; l'intensité du courant variera suivant l'âge du malade et surtout suivant sa susceptibilité, car il est à remarquer que les enfants supportent admirablement bien et sans excitation les courants continus assez intenses, pourvu qu'on ne fasse pas trop d'interruptions.

De la contractilité comme moyen de diagnostic

L'état de la contractilité musculaire permet souvent de préciser le diagnostic, et même quelquefois, c'est le seul moyen de l'établir d'une façon exacte.

On peut résumer les principales conditions sous les cinq propositions suivantes :

I. Les courants induits donnent des contractions normales.

Conclusion. — Ni les muscles, ni les nerfs périphériques, ni la portion de la moelle dont partent les nerfs qui se rendent aux muscles paralysés, ne sont lésés. Cette proposition sera confirmée si en même temps l'excitabilité des nerfs et des muscles est normale pour les courants continus.

Dans la plupart de ces cas, on sera en présence de paralysies de cause cérébrale. Si les contractions sont très-prononcées par les courants induits et très-faibles par les courants continus, tandis que la sensibilité farado-musculaire est atteinte en partie, on peut presque affirmer que la paralysie est de cause hystérique.

II. La contractilité farado-musculaire est diminuée, et la contractilité galvano-musculaire est normale ou augmentée.

Conclusion. — Le système moteur seul est altéré, mais l'altération est lente et incomplète ; les fibres musculaires n'ont encore éprouvé que des lésions partielles ou peu graves.

III. La contractilité farado-musculaire est abolie et la contractilité galvano-musculaire existe, mais très-faible.

Conclusion. — Destruction rapide des différentes espèces de filets nerveux, ou des cellules de la substance grise de la moelle. Lésions graves des muscles.

Lorsque primitivement on n'a obtenu aucune contraction avec les deux espèces de courants, et qu'après quelque temps de traitement, les contractions, tout en restant abolies pour les courants induits, réapparaissent pour les courants continus, c'est un signe favorable, qui indique que les muscles se régénèrent et que la guérison peut avoir lieu.

V. La contractilité farado-musculaire et la contractilité galvano-musculaire sont toutes les deux abolies.

Conclusion. — Destruction complète du système nerveux et du système musculaire.

AFFECTIONS DES VOIES DIGESTIVES

Gastralgie

Le mot de *gastralgie*, qui a servi à désigner des affections de l'estomac de natures très-diverses, doit s'appliquer uniquement à un trouble nerveux des fonctions digestives, s'accompagnant de douleurs plus ou moins vives, sans qu'il ait été possible de constater aucune lésion organique de l'estomac.

L'application des courants continus dans le traitement de cette affection rend quelquefois de grands services. On placera le pôle positif au niveau des dernières vertèbres cervicales, et le pôle négatif sur le creux épigastrique, un peu au-dessous du point douloureux. On emploiera un courant de 20 à 30 éléments, et l'on pourra renouveler les séances tous les jours, pendant 6 à 8 minutes.

Dilatation de l'estomac (atonie des parois stomacales)

La dilatation de l'estomac peut être consécutive à des lésions organiques de ses parois, et dans ce cas l'action de l'électricité ne saurait intervenir efficacement. Mais lorsque cette dilatation est le résultat d'une atonie ou d'une paralysie des fibres musculaires de ce viscère, ce mode de traitement devra être appliqué de préférence, et il donnera des résultats que l'on ne saurait attendre de tout autre agent thérapeutique. On placera le pôle positif sur la paroi abdominale soulevée par la distension de l'organe, et le pôle négatif en arrière, au niveau de la troisième vertèbre dorsale. Après avoir fait ainsi passer pendant 5 à 6 minutes un courant de 30 éléments, on appliquera l'un des pôles sur la grande courbure de l'estomac, l'autre sur la petite courbure, et l'on imprimera au courant quelques interruptions afin d'exciter la contraction des parois de cet organe. On devra également, dans ce dernier but, se servir d'un courant induit de moyenne intensité, et n'ayant qu'une à deux interruptions par seconde. Les tampons seront placés, l'un vers la partie moyenne de l'abdomen, sous les fausses côtes, et l'autre sur la même ligne, mais à gauche.

Les séances devront être renouvelées tous les jours.

Vomissement nerveux

Le vomissement nerveux, ou vomissement essentiel, est une affection caractérisée par des vomissements fréquents de mucosités et par le rejet des aliments, sans que l'estomac soit le siége d'aucune douleur ni d'aucune lésion. L'action sédative des courants continus descendants pourra être employée ici avec avantage. On appliquera le pôle positif au niveau des dernières vertèbres cervicales, et le pôle négatif sur l'appendice xyphoïde. Le courant sera d'abord de faible intensité (12 à 15 éléments), mais on pourra augmenter progressivement le nombre des éléments jusqu'à 25 et 30. Les séances seront renouvelées tous les jours.

Entéralgie

Dans le traitement de l'entéralgie on appliquera, comme pour la gastralgie, un courant continu descendant de 20 à 30 éléments, le pôle positif étant placé au niveau de la dixième vertèbre dorsale, et le pôle négatif sur l'abdomen, un peu au-dessous de l'ombilic.

Obstruction intestinale

L'arrêt des matières fécales dans l'intestin peut tenir à deux causes : 1° à l'étranglement interne ou externe de cet organe ; 2° à sa dilatation.

1° ÉTRANGLEMENT INTESTINAL. — Lorsque l'étranglement est dû, en dehors de toute lésion, à la contraction spasmodique des fibres circulaires (étranglement nerveux), on appliquera un courant continu de 30 éléments, dirigé dans le sens des mouvements normaux du tube digestif, c'est-à-dire que l'on placera le pôle positif sur l'abdomen et le pôle négatif dans le rectum. On pourra, dans le même but, employer un courant induit, avec des interruptions très-rapides.

Mais c'est le plus souvent dans les cas d'étranglement réel que l'on a recours à l'électricité et, quelquefois, on peut arriver à sauver, par ce procédé, des malades voués à une mort certaine. Dans ces cas, on électrise d'abord, pendant 3 à 4 minutes, les intestins avec des courants induits, et, autant que possible, en ne faisant que 2 ou 3 interruptions par seconde, mais avec un courant très-intense, et en plaçant un des rhéophores dans le rectum et l'autre sur le ventre. Puis, pendant le même espace de temps, on électrisera de la même façon avec des courants continus, en faisant quelques interruptions. Enfin on applique sur l'abdomen les rhéophores d'un fort courant continu. Deux ou trois séances par jour.

2° Dilatation intestinale. — Lorsque les fibres circulaires de l'intestin sont atteintes de paralysie, les parois de cet organe perdent leur tonicité et se laissent distendre par l'accumulation des matières fécales : les mouvements péristaltiques sont abolis, et l'on observe alors des symptômes de constipation opiniâtre. Pour rendre à ces fibres la tonicité qu'elles ont perdue, l'électricité est un moyen des plus utiles. En agissant, mais bien plus modérément, de la même manière que nous venons de l'indiquer dans le cas d'étranglement, on voit les contractions péristaltiques devenir plus actives, et lorsque les séances ont été renouvelées quelques fois, l'intestin recouvre souvent sa tonicité normale.

MALADIES DES ORGANES GÉNITO-URINAIRES

Paralysie de la vessie

Les courants induits et les courants continus ont été également employés dans la paralysie de la vessie; ces derniers ont donné les meilleurs avantages. Il y a deux modes d'application de ces courants :

1° Si le cathétérisme n'est pas douloureux, on introduit un des pôles dans la vessie (pôle négatif) au moyen d'une sonde contenant un conducteur métallique très-souple ; l'autre pôle (pôle positif) est placé sur la colonne vertébrale. Il faut avoir soin d'injecter de l'eau dans la vessie avant d'établir le courant, afin d'empêcher toute action électrolytique sur un point de la paroi vésicale, et pour électriser, par l'intermédiaire du liquide, toute la surface interne de la vessie.

2° Dans les cas où le cathétérisme est douloureux on peut se dispenser d'introduire un des rhéophores dans la vessie, et l'on applique alors le pôle positif sur les dernières vertèbres dorsales, et le pôle négatif sur l'abdomen, immédiatement au-dessus du pubis. Puis on met le pôle positif sur le périnée, en maintenant le pôle négatif à la même place. Dans l'emploi des courants induits, il faut toujours mettre un des rhéophores dans la vessie.

Incontinence d'urine chez les enfants

Chez les enfants qui perdent leur urine pendant le sommeil, l'électrisation de la partie inférieure de la moelle amène presque toujours une guérison radicale. On appliquera un courant descendant, de 15 à 40 éléments, suivant la force et la sensibilité du sujet. On comprend combien ce procédé est avantageux surtout chez les enfants, où il est préférable de ne pas faire de cathétérisme.

L'emploi des courants induits est moins indiqué, mais on peut aussi les employer dans les cas où il y a surtout une faiblesse des muscles de la vessie. On applique un des pôles au périnée et l'autre sur le pubis et l'on fait passer un courant moyen pendant 2 à 3 minutes seulement. Avec les courants continus, on peut également, pendant la première partie de la séance, appliquer les tampons sur les mêmes régions.

Spasmes de la vessie et de l'urèthre.

L'influence des courants continus dans les spasmes de la vessie et de l'urèthre, est des plus remarquables, et il est peu d'affections où leur emploi soit aussi utile.

Nous avons observé plusieurs cas dans lesquels les malades se plaignaient de pesanteur du côté de la vessie, d'envies fréquentes d'uriner, de ténesme, d'érections douloureuses pendant la nuit, et après fort peu de séances, tous ces phénomènes ont disparu presque complétement.

On applique le long de la colonne vertébrale un courant descendant de 30 à 50 éléments ; pendant quelques minutes, on peut également appliquer le pôle positif sur le périnée, et le pôle négatif sur le pubis, avec un courant de 15 à 30 éléments.

Il est évident que dans les cas où ces symptômes sont le résultat de lésions organiques, on ne peut obtenir de guérison durable, mais alors les courants continus peuvent rendre de vrais services au chirurgien, en calmant momentanément les spasmes, et en permettant une dilatation plus ou moins grande de la vessie.

Spermatorrhée.

Les courants continus nous ont donné dans plusieurs cas de spermatorrhée de très-bons résultats. Nous appliquons d'abord un courant descendant sur la moelle ; puis, pendant quelques minutes, nous plaçons le pôle positif sur le périnée et le pôle négatif sur la région sacro-lombaire. Lorsqu'on n'obtient pas rapidement une amélioration par ce mode d'application, il faut introduire une petite sonde électrique, à laquelle on fait communiquer le pôle positif, dans l'urèthre, et l'amener au voisinage des vésicules séminales. Courant de 12 à 18 éléments et d'une durée de 2 minutes. La meilleure sonde pour cette opération est la petite sonde exploratrice de M. Guyon.

Hypertrophie de la prostate.

Dans l'hypertrophie proprement dite de la prostate, l'application de l'électricité ne nous a pas donné de résultat bien satisfaisant. Mais il n'en est pas de même lorsque cette hypertrophie est consécutive à une prostatite aiguë, ou à un engorgement de cet organe. Dans ces cas les courants électriques, agissant sur la circulation, peuvent amener le dégorgement et ramener la prostate à son volume normal. Il faut, dans ce cas, commencer par l'emploi des courants induits, en introduisant une sonde dans le rectum, et en faisant passer un courant modéré et d'une durée de 2 à 3 minutes. Un peu plus tard, ou dès la première fois s'il existe des spasmes, il faut employer les courants continus, soit en introduisant également le pôle positif dans le rectum, soit en le plaçant sur le périnée et le pôle négatif sur le pubis.

Aménorrhée. — Dysménorrhée.

Les courants continus ont une action des plus manifestes sur l'écoulement menstruel. Dans un grand nombre de cas où nous électrisions avec ces courants des malades atteintes d'autres affections, nous avons été frappé de l'augmentation de l'écoulement menstruel qui survenait presque toujours chez ces femmes. Chez une jeune fille chlorotique, et qui depuis cinq mois n'avait plus eu ses règles, nous avons ramené la menstruation au bout de six séances d'électrisation. Il faut non seulement agir, dans ces cas, du côté des ovaires, en mettant le pôle positif sur les vertèbres lombaires et le pôle négatif sur l'abdomen (30 à 40 éléments), mais surtout électriser les centres vaso-moteurs et principalement la région médullaire cervicale.

Flexions utérines.

Plusieurs médecins ont employé l'électricité pour redresser les flexions utérines. On applique un des pôles d'un courant induit un peu au-dessus de la symphise pubienne et l'autre est placé dans le cul-de-sac antérieur, dans les cas de flexion en arrière, et dans le cul-de-sac postérieur, s'il s'agit d'une flexion en avant.

L'électrisation ainsi pratiquée peut rendre aux fibres musculaires leur tonicité normale et corriger quelquefois des déformations déjà anciennes.

Dans les engorgements de la matrice et dans les troubles de la circulation, les courants continus peuvent rendre de grands services ; mais nous n'avons jamais eu de résultats bien sérieux dans les cas de flexion proprement dite.

Atonie de la matrice dans certains cas d'accouchements.

L'électricité a été employée par plusieurs médecins pour déterminer et augmenter les contractions de la matrice dans les cas d'inertie de l'utérus où l'on a l'habitude d'administrer le seigle ergoté.

On applique les rhéophores, soit de chaque côté de la région lombaire, soit plutôt un pôle au niveau de la dernière vertébro-lombaire et l'autre pôle sur l'abdomen, un peu au-dessus de l'ombilic. On emploie généralement, dans ces cas-là, un courant induit de moyenne intensité.

L'électricité ainsi employée offrirait sur le seigle ergoté de grands avantages : elle provoque instantanément les contractions, tandis que le seigle ergoté n'agit qu'au bout d'un temps plus ou moins long ; ces contractions sont plus énergiques et agissent plus efficacement pour l'expulsion du fœtus, tandis que celles déterminées par le seigle ergoté sont moins naturelles et amènent souvent une contracture qui met la vie de l'enfant en danger.

On peut encore employer l'électricité conjointement avec d'autres moyens thérapeutiques ou bien alors que la faiblesse de la mère ou les vomissements empêchent l'absorption de tout médicament.

Les courants électriques ont été également employés dans les accouchements prématurés ; mais il est bon de dilater d'abord le col de la matrice, soit par le moyen d'une sonde, soit par l'éponge préparée. L'application des courants électriques provoque alors très-rapidement les contractions et leur donne tout de suite une marche normale.

MALADIES DU CŒUR ET DES VOIES RESPIRATOIRES

Palpitations nerveuses

Les palpitations nerveuses sont le plus souvent symptomatiques de la chlorose, et dépendent, par conséquent, du traitement général que l'on oppose à cette affection. Toutefois, lorsque ces palpitations sont trop violentes, on peut les calmer aisément par l'emploi des courants continus.

Pour cela, on électrise le pneumogastrique, au moyen d'un faible courant descendant (10 à 15 éléments), en plaçant le pôle positif à la nuque, et le pôle négatif dans la région précordiale. Chaque séance ne devra pas durer plus de 3 à 5 minutes. Dès la première séance, le malade ressent presque toujours une amélioration très-notable, et il suffit généralement de cinq à six électrisations pour obtenir un soulagement assez considérable.

Affections organiques du cœur

Quelques médecins ont employé l'électrothérapie dans les affections organiques du cœur. Dans ces cas, la guérison ne peut évidemment jamais être complète, mais le malade éprouve un soulagement très-notable, la respiration devient moins fréquente et moins haletante, et les battements du cœur plus réguliers.

Les courants induits seront appliqués sur la région précordiale. On pourra même, si l'on ne fait qu'une à deux interruptions par seconde, les faire agir sur le pneumogastrique. Nous avons, chez plusieurs malades atteints d'affections cardiaques, électrisé ce nerf avec des courants induits à deux secousses par seconde, sans jamais avoir le moindre accident.

Avec les courants continus, on emploiera toujours un courant de moyenne intensité et de courte durée, que l'on pourra répéter tous les jours.

Nous connaissons quelques malades atteints d'affections cardiaques, qui ne voyagent jamais sans avoir avec eux un appareil à courants continus. Au moment de leurs crises, ils éprouvent un soulagement très-considérable par l'emploi de ces courants.

Asphyxie et syncope.

Les procédés d'électrisation employés dans les cas d'asphyxie et de syncope varient suivant la nature des courants électriques.

1° De l'emploi des courants induits. — Le meilleur mode d'emploi des courants induits est la faradisation du nerf phrénique, afin de provoquer une respiration artificielle. Le courant doit être fort, mais supportable. Les deux rhéophores sont placés de chaque côté, à la partie inférieure du cou, entre le scalène antérieur et le côté externe du sterno-cléido-mastoïdien. Le passage du courant doit avoir une durée de deux secondes environ. L'expiration peut être facilitée par une pression large et énergique sur le thorax.

Ce procédé, toutefois est très-dangereux entre des mains inhabiles ou peu familiarisées avec le manuel opératoire.

Un autre procédé d'électrisation par les courants induits consiste à pratiquer la faradisation cutanée de la région précordiale qui réagit sur les points des centres nerveux qui président à l'innervation de la respiration et de la circulation cardiaque.

Pour cela, on applique sur le mamelon gauche l'extrémité métallique de l'un des conducteurs d'un courant induit à intermittences rapides, pendant que l'on promène l'autre conducteur au niveau de la pointe du cœur.

Le même procédé peut être employé pour les nouveau-nés à l'état de mort apparente, et il est en même temps avantageux de les plonger dans un bain très-chaud pendant les intervalles d'électrisation.

2° De l'emploi des courants continus. — Il résulte des nombreuses expériences auxquelles nous nous sommes livré, et que nous avons rapportées ailleurs (1), que les courants continus agissent d'une manière plus efficace que les courants induits, sur le retour des mouvements cardiaques et des mouvements respiratoires dans les cas d'asphyxie par le chloroforme et les autres anesthésiques, et surtout dans les cas de syncope qui suc-

1. *Traité d'Électricité médicale,* par Onimus et Legros. Paris, 1872.

cèdent à une perte de sang abondante. Ces courants ont, en outre, le grand avantage de ne présenter aucun danger dans leur emploi, et de ne point produire ces arrêts du cœur si souvent occasionnés par l'application d'un courant induit, même de moyenne intensité.

La méthode opératoire consiste à électriser tout le corps, en plaçant le pôle positif dans le rectum et le pôle négatif dans la bouche. Le courant, d'une intensité moyenne (20 à 30 éléments), doit passer d'une façon continue, jusqu'à ce que la respiration soit complétement rétablie. Avec un courant plus intense, il est inutile de mettre les pôles soit dans le rectum, soit dans la bouche; on les place, l'un sur le cou, et l'autre sur la région précordiale. On ne doit jamais retirer les rhéophores avant que la respiration ne soit tout à fait normale, car si on les enlève trop tôt, les mouvements respiratoires s'affaiblissent et disparaissent complétement et pour toujours.

AFFECTIONS OCULAIRES

Ptosis de la paupière supérieure.

Le plus souvent, cette paralysie est consécutive à une affection des nerfs de la troisième paire cervicale, et s'accompagne de paralysie d'un ou plusieurs muscles moteurs de l'œil ou de mydriase.

L'emploi des courants continus est, dans cette affection, incomparablement préférable à celui des courants induits, d'autant plus qu'il faut toujours éviter d'employer les courants induits dans les affections oculaires, car trop souvent on a vu le nerf optique être atteint d'une façon grave, par ce genre d'électrisation.

On appliquera le pôle positif sur la paupière et le pôle négatif sur le ganglion cervical supérieur, au-dessous de l'apophyse mastoïde ; le courant employé sera d'une intensité assez faible (10 à 12 eléments). On aura soin d'éviter les interruptions.

Paralysie des muscles moteurs de l'œil. — Diplopie. — Parésie de l'accommodation. — Mydriase.

Ces affections étant dues à une lésion des nerfs ou des branches nerveuses de la troisième paire, on appliquera les courants continus comme nous l'avons dit dans les cas de ptosis.

Troubles du corps vitré. — Occlusion de la pupille. — Synéchies

L'application des courants continus a une très-heureuse influence sur la résorption des troubles du corps vitré, ainsi que sur celle des synéchies consécutives aux iritis, et qui amènent une occlusion plus ou moins complète du champ pupillaire. Pour obtenir ce résultat, on agit directement sur la circulation encéphalique, soit en plaçant le pôle positif sur l'œil, et le pôle négatif sur le ganglion cervical supérieur du même côté, soit en plaçant les deux rhéophores au niveau des ganglions cervicaux. On emploiera 10 à 12 éléments, et chaque séance durera 5 à 8 minutes.

Atrophie du nerf optique.

Lorsque cette affection présente les caractères de l'atrophie *grise,* et n'est, par conséquent, qu'un symptôme d'une affection générale du système nerveux spinal telle que l'ataxie locomotrice progressive, on applique sur la moelle un courant ascendant, comme nous l'avons vu dans le traitement de cette affection. Mais en même temps on insiste beaucoup plus sur l'électrisation de la moelle cervicale. Si l'atrophie est *blanche*, et est due à une lésion de nutrition, ou bien si elle est consécutive à une névro-rétinite, c'est sur la circulation encéphalique que l'on devra agir en électrisant les ganglions cervicaux supérieurs comme dans le cas de troubles du corps vitré. On arrêtera ainsi le plus souvent la marche progressive de l'atrophie, et dans des cas assez nombreux, on obtiendra une amélioration très-notable, sinon une guérison complète.

APPLICATIONS CHIRURGICALES

DE L'ÉLECTRICITÉ

ÉLECTROLYSE

Les actions chimiques que produisent les courants électriques consistent principalement dans des décompositions ; c'est ce qu'on appelle *électrolysation* ou *électrolyse*. Dans la décomposition des sels, l'acide se rend au pôle positif avec l'oxygène de l'eau décomposée, et la base au pôle négatif avec l'hydrogène.

Sur les tissus vivants, on observe du côté de l'électrode positive une eschare dure, rougissant le papier de tournesol ; à l'électrode négative, l'eschare est molle, et comme elle est produite par les alcalis, elle bleuit le papier de tournesol rougi par un acide.

Ces actions électrolytiques des courants peuvent donc être utilisées, chaque fois que l'on veut déterminer une eschare dans les tissus profonds, ou que l'on veut désorganiser certains tisons pathologiques.

C'est ainsi que plusieurs chirurgiens (Broca, Ciniselli, Nélaton, etc.), ont employé l'électrolyse avec succès pour détruire des névromes, des tumeurs érectiles, des polypes naso-pharyngiens, des rétrécissements, etc.

Lorsqu'on introduit dans les vaisseaux d'un animal vivant deux aiguilles, l'une communiquant avec le pôle positif et l'autre avec le pôle négatif, il se forme un caillot autour de chaque aiguille, mais il est bien plus gros et plus solide autour du pôle positif qui favorise la coagulation de la fibrine.

C'est donc le pôle positif que l'on devra enfermer dans les tumeurs sanguines, à moins que, à l'exemple de M. Broca, l'on n'enfonce les deux aiguilles afin de profiter ainsi de la coagulation fibrineuse qui a lieu près de l'aiguille négative.

Il est néanmoins préférable de n'introduire que le pôle positif dans le sac anévrysmal.

Un des reproches les plus graves qu'on ait adressés à la galvano-puncture, et qui est mérité, est de déterminer le long du trajet des piqûres la production de petites eschares. Très-souvent l'inflammation et l'ulcération de ces trajets sont assez considérables pour provoquer des accidents très-graves du côté des poches anévrysmales.

On a proposé, pour éviter ces inconvénients, d'enduire les aiguilles jusque près de leurs pointes d'un vernis isolant; mais cette précaution est presque toujours insuffisante, car le vernis s'écaille, et le courant finit cependant par agir sur les tissus. Il faut, d'un autre côté, que l'aiguille ne soit pas trop grosse et quelle soit cependant assez résistante pour pénétrer dans les tissus; de plus, la plupart des matières isolantes ont l'inconvénient d'augmenter le volume de l'aiguille, et surtout de ne pouvoir être étendues d'une manière égale sur toute la surface.

A l'exception des opérations électrolytiques des tumeurs sanguines, on emploie toujours l'action décomposante du pôle négatif, car l'eschare qu'il détermine est plus grosse et plus molle. Dans ce cas, le pôle positif est appliqué sur la peau, au moyen d'un tampon assez large, car plus la surface est grande, moins la douleur est vive.

L'électrolyse n'a pas seulement été employée dans les tumeurs sanguines ; elle a donné aussi d'excellents résultats dans le traitement des tumeurs érectiles, des hémorrhoïdes, des lipômes, des destructions de tissus normaux dans des cas de difformités (vagin artificiel, observation de M. Lefort).

Le docteur Chrosteck (de Vienne) a traité par l'électrolysation trente cas de goître et prétend en avoir toujours retiré de bons résultats.

On s'est également servi, dans ces dernières années, de l'électrolyse pour faire disparaître certains épanchements de sérosité, et on l'a surtout employé pour dissiper l'hydrocèle. Dans ce cas on enfonce une aiguille jusque dans la tunique vaginale, et l'on place l'autre pôle sur le scrotum ou mieux dans un des plis de l'aine, car la peau du scrotum est très-sensible.

On peut également enfoncer dans les tissus deux aiguilles communiquant chacune avec l'un des pôles de la pile. Ce procédé amène presque toujours une

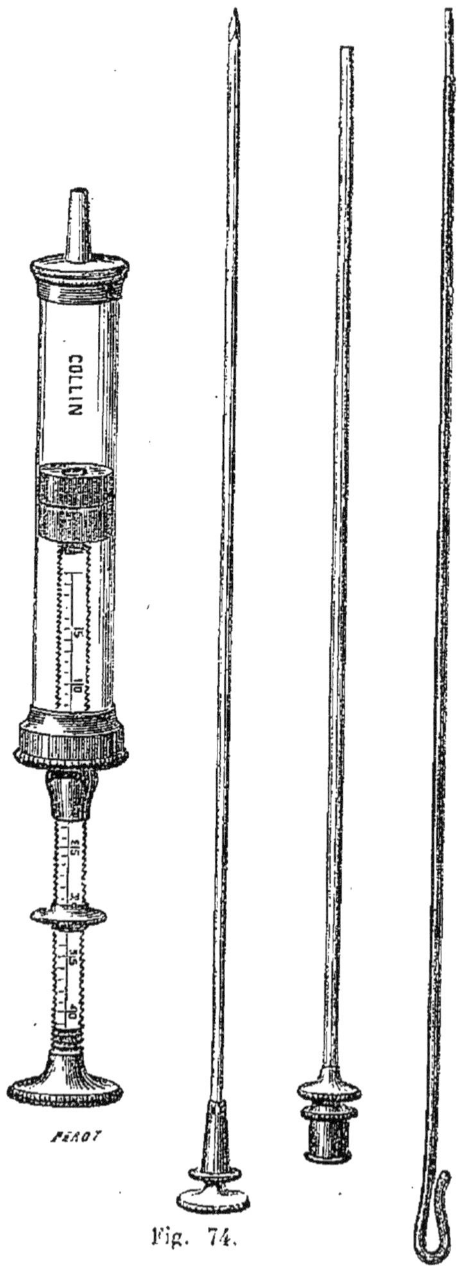

Fig. 74.

notable diminution de la tumeur, mais l'épanchement se reforme la plupart du temps au bout de quelques semaines.

Pour éviter la formation d'eschares et la vive douleur produite par le contact de l'aiguille sur la peau, nous avons adopté le procédé opératoire suivant : Nous prenons un fil de platine très-fin (fig. 74), recouvert d'une couche de cire à cacheter ou mieux de vernis sur toute sa longueur, excepté à son extrémité, et pouvant pénétrer dans le tube d'un trocart capillaire. Le fil de platine doit dépasser de 5 à 6 millimètres la canule, et être complétement isolé de celle-ci par la couche de cire (fig. 74).

Pour l'opération de l'hydrocèle, on enfonce d'abord le trocart dans la tunique vaginale, et, retirant le mandrin, on laisse écouler la plus grande partie du liquide; puis on introduit dans la canule le fil de platine qui est mis en communication avec le pôle négatif de la pile, tandis que le pôle positif communique à un tampon placé sur le pli de l'aine. Le courant passe ainsi à travers la cavité séreuse en allant du tampon extérieur au fil de platine; et comme l'extrémité de celui-ci est seule en contact avec les tissus, il n'agit qu'en ce point et y produit ses effets électrolytiques.

Ce procédé est non-seulement plus pratique et moins douloureux que ceux employés jusqu'à ce jour, mais il présente encore l'avantage de pouvoir introduire, au moyen du trocart, une solution d'iodure de potassium, laquelle est décomposée sous l'influence du courant. On obtient alors de l'iode à l'état naissant, qui agit comme caustique sur la tunique vaginale et joint ainsi son action à l'action électrolytique du courant.

Ce procédé pourra être très-avantageusement employé, non-seulement pour des épanchements dans des tuniques séreuses, mais encore dans diverses tumeurs. Il a le grand avantage de régler la cautérisation, de la diminuer ou de l'étendre à volonté. D'un autre côté, il est certainement plus inoffensif que tous les autres modes de cautérisation, et, à moins de circonstances particulières, c'est celui que l'on fera bien d'employer.

Dans les opérations de rétrécissement de l'urèthre, on met le pôle positif à l'extérieur, en communication avec un large tampon, et le pôle négatif est relié à une sonde spéciale qui porte à son extrémité une petite plaque métallique, que l'on amène au niveau du rétrécissement.

Lorsqu'on est arrivé en contact avec la portion rétrécie, on fait passer le courant, et la décomposition a lieu aussitôt. Elle est plus ou moins rapide, selon l'intensité du courant, et, en général, il est bon de commencer par un courant de 10 à 12 éléments, que l'on augmente peu à peu si cela est nécessaire. Il est rarement utile de dépasser 20 éléments. Les éléments employés doivent avoir une action chimique moyenne et ne pas être d'une surface trop considérable. Les piles au chlorhydrate d'ammoniaque, celles au sulfate de mercure, la pile au chlorure d'argent, ou celle au sulfate de cuivre, telle que nous l'avons modifiée avec du papier parchemin, et qui est construite par M. Mangenot, sont les piles auxquelles il faut donner la préférence dans ces cautérisations électrolytiques.

Nous sommes également arrivé, dans un cas de varicocèle, à obtenir une guérison rapide et complète, au moyen des effets électrolytiques. Le malade était atteint d'un hydrocèle et d'un varicocèle, et nous ne cherchions, à vrai dire, qu'a faire disparaître l'hydrocèle. Voici comment nous avons procédé : Après avoir enfoncé le trocart (fig. 74), et laissé écouler le liquide, nous injectâmes quelques gouttes d'une solution assez concentrée d'iodure de potassium, renfermant un peu de teinture d'iode, mais en si faible quantité que le contact de cette solution, qui d'ailleurs fut introduite en très-faible quantité, ne produisit aucune sensation. Notre but était de décomposer en même temps l'iodure de potassium, et d'obtenir ainsi de l'iode à l'état naissant qui agirait comme caustique sur la tunique vaginale. Aussi, au lieu de mettre le fil de platine en contact avec le pôle négatif, nous le mîmes en communication avec le pôle positif. La séance, qui dura huit à dix minutes, fut très-bien supportée.

Le lendemain nous fûmes très-surpris de trouver tout autour des testicules une masse dure qui était due à la coagulation des veines; cette masse formait une sorte de casque qui coiffait le testicule. Nous avions, par notre procédé, obtenu non-seulement une légère inflammation de la cavité séreuse, mais nous avions en même temps produit par l'influence électrolytique et par la décomposition de l'iodure de potassium, la coagulation du sang dans les veines. Au bout de quinze jours, toute induration avait disparu, et le malade a été définitivement débarrassé de son hydrocèle et de son varicocèle.

C'est là évidemment un procédé facile, commode et nullement douloureux, de guérir le varicocèle.

Le procédé que nous avons suivi, pour agir par l'électrolyse dans l'intérieur des tissus, est en même temps plus pratique et *moins douloureux* que tout autre. En effet, il eût fallu, avec une simple aiguille de platine, avoir, à peu de chose près, la même grosseur que celle d'un trocart capillaire, et l'on n'aurait jamais pu obtenir la même résistance et, par conséquent, la même facilité de pénétration. De plus, et c'est là un point important, on aurait eu une eschare tout le long du trajet de l'aiguille, tandis qu'avec notre procédé, nous n'avons eu de cautérisation qu'à l'extrémité du fil de platine.

D'un autre côté, en se servant d'un trocart et en maintenant la canule dans les tissus, nous avons pu faire pénétrer jusque dans l'intérieur des tissus quelques gouttes d'une solution d'iodure de potassium, et ajouter ainsi à l'action cautérisante du courant, celle de l'iode à l'état naissant.

Nous avons, enfin, employé les effets électrolytiques pour les cautérisations des plaies de mauvaise nature. Dans ces cas, il est préférable de n'employer que des piles à intensité faible, car l'action de ces piles est suffisante. Selon que l'on veut obtenir une cautérisation alcaline ou acide, il faut mettre directement en contact avec la plaie le pôle négatif ou le pôle positif. L'autre pôle est en communication avec un large tampon que l'on place sur la peau saine. En général, c'est le pôle négatif qui est mis sur la plaie. Ces cautérisations nous ont donné d'excellents résultats dans certains cas où tous les autres modes de cautérisation était des plus rebelles. La plupart des caustiques ordinaires agissent d'ailleurs par les courants électro-capillaires qu'ils déterminent. Dans une pile présentée à l'Académie des sciences, nous avons montré que le nitrate d'argent, le perchlorure de fer, le sulfate de zinc, le nitrate de mercure, etc., déterminent, dès qu'ils sont en contact avec les tissus, des courants électriques plus ou moins énergiques, et qu'il y avait décomposition des sels et réduction du métal, d'après les lois électro-chimiques. C'est pour cette raison que presque toutes ces cautérisations sont augmentées, lorsqu'on met en contact avec les tissus cautérisés un morceau de zinc ou tout autre métal oxydable. La présence de ces métaux favorise, en effet, les décompositions électriques.

Des appareils électrolytiques

Pile. — Nous ne reviendrons pas sur la description des diverses piles que l'on peut employer pour l'électrolyse. Contentons-nous de dire que les plus usitées sont celles au bisulfate de mercure, les piles de Bunsen, la pile au chlorure d'argent, etc.

Ces piles ont incontestablement une action chimique très-énergique, et donnent une cautérisation assez prompte; mais souvent il y a avantage à employer un courant ayant un peu moins d'action chimique et une tension plus considérable. Le choix de l'appareil dépend donc beaucoup du résultat que l'on veut obtenir; lorsqu'on désire déterminer une destruction chimique rapide et considérable, il faut prendre la pile au sulfate de mercure, la pile de Bunsen ou celle de Grenet, et alors il suffit d'employer 4 à 5 éléments. Lorsqu'au contraire on veut en même temps déterminer un effet résolutif et fondant, il est préférable d'employer un courant provenant de piles ayant une action chimique moins considérable, mais en même temps on en augmentera le nombre; c'est ainsi qu'on pourra agir avec 15 à 30 petits éléments au sulfate de cuivre. Récemment, nous avons fait disparaître un lipome assez volumineux, situé sur la face, en y enfonçant des aiguilles communiquant avec 30 éléments de notre appareil à courant continu. L'action chimique proprement dite a été assez faible, mais dès la troisième séance il s'est écoulé de la tumeur, pendant deux jours, un liquide huileux, résultat de la transformation des cellules adipeuses, et la tumeur s'est ainsi vidée complètement. Il a suffi de quatre séances, assez courtes et peu douloureuses, pour que toute cette tumeur, qui était de la grosseur d'un gros œuf, fût complétement dissipée et se soit pour ainsi dire écoulée sous forme de liquide graisseux. Dans ce cas, l'électricité a non-seulement agi comme caustique, mais comme modificateur des tissus, et dans bien des conditions il est utile de rechercher cette influence.

L'appareil de Gaiffe au chlorure d'argent, est très-commode pour les opérations électrolytiques. Nous en avons déjà donné la description (appareils à courants continus), et pour augmenter l'action électrolytique, il suffit d'augmenter la grandeur des pinces.

M. Trouvé a également construit un nouvel appareil portatif (fig. 75) pour produire l'électrolyse. Il se compose : 1° d'une batterie de 20 à 30 couples zinc et charbon ; 2° d'un collecteur A, placé au-dessus de la batterie et destiné à en régler les effets ; 3° d'un galvanomètre B, pour indiquer le passage du courant.

Les couples de la batterie ont la forme de crayons, ce qui permet de les remplacer facilement ; ils sont fixés et rangés sous la plaque d'ébonite qui porte le collecteur.

Au-dessous de la batterie se trouvent deux cuves composées chacune de 10 ou 15 compartiments, dans chacun desquels plongent les couples lorsque la batterie est en fonction. Ces deux cuves reposent sur un plateau au-dessous des éléments ; celui-ci s'élève ou s'abaisse à volonté au moyen d'une cré-

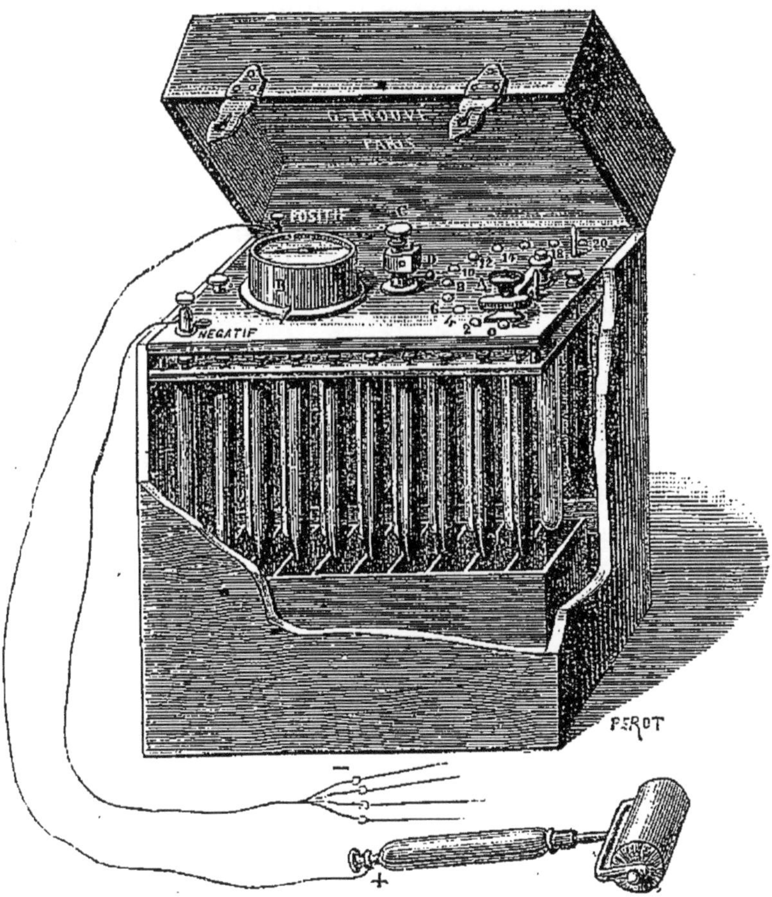

Fig. 75.

maillère à cliquet C D, ce qui permet de produire ou de suspendre instantanément le courant.

Le liquide excitateur est une dissolution plus ou

moins concentrée de bisulfate de mercure, suivant les effets que l'on veut obtenir.

En remplaçant le vase poreux par du papier-parchemin et en modifiant la disposition des métaux, nous sommes arrivés à donner à la pile en sulfate de cuivre une intensité très-considérable et plus que suffisante pour toutes les opérations électrolytiques. M. Mangenot vient de disposer cette pile pour l'usage médical; cet appareil est des plus commode à manier et est fort peu coûteux.

ÉLECTRODES. — On se sert d'ordinaire, pour appliquer à l'extérieur (pôle positif) d'un électrode en charbon dont nous donnons le dessin (fig. 76). Il se compose d'un disque de charbon, recouvert d'une peau de chamois, et pouvant s'adapter au moyen d'une vis avec un rhéophore.

Lorsque l'opération est un peu longue, l'application continue de cet électrode sur un même point finit par causer sur ce point une vive cuisson, de telle sorte que l'on est obligé de le déplacer plusieurs fois, d'interrompre par conséquent chaque fois le courant.

Pour obvier à cet inconvénient, on peut employer l'électrode mobile du Dr Amussat (fig. 76). Il se compose d'un cylindre plein R recouvert d'une peau, et tenant au manche V par deux pivots sur lesquels il tourne.

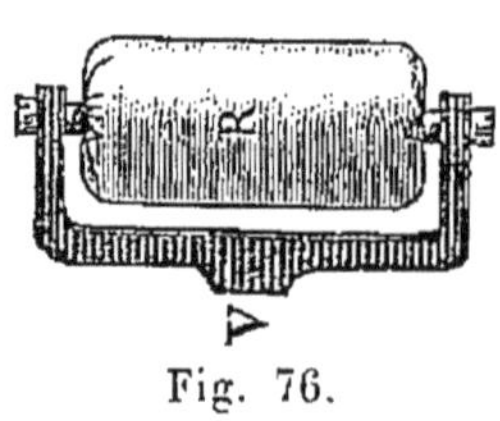

Fig. 76.

Pour s'en servir, on applique, sur une partie du corps, voisine de celle que l'on veut cautériser, une large plaque d'amadou imbibée d'eau salée, et l'on fait rouler dessus le cylindre, trempé au préalable dans de l'eau, afin de le rendre conducteur de l'électricité.

On peut également mettre sur la peau un linge mouillé assez étendu, et promener sur ce linge un rhéophore ordinaire.

Aiguilles. — L'électrode qui est employé au pôle négatif et qui sert à la décomposition des tissus est, en général, terminé par une aiguille, dite aiguille à électro-poncture. La plus généralement employée est une simple aiguille en acier, à l'extrémité de laquelle se trouve un petit cylindre creux qui reçoit le bouton en communication avec le fil conducteur (fig. 77).

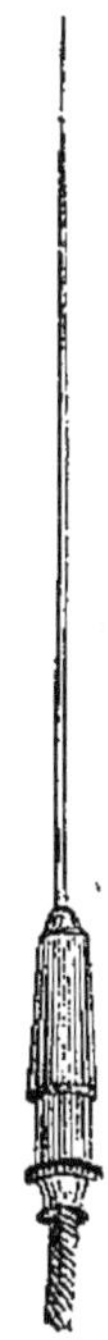

Fig. 77.

Toutefois cette aiguille présente un grand inconvénient, c'est de déterminer le long du trajet des piqûres la production de petites eschares. Très-souvent l'inflammation et l'ulcération de ces trajets sont assez considérables pour provoquer des accidents très-graves du côté des poches anévrysmales.

On peut préserver les tissus du contact du métal, en mettant sur les aiguilles un léger vernis. Le meilleur est le vernis à la gomme laque.

Mais comme nous l'avons observé à plusieurs reprises, le vernis quelqu'il soit, et quelques précautions que l'on ait, se détache toujours de l'aiguille négative, tandis qu'il reste adhérent à l'aiguille positive. C'est une raison de plus, pour n'employer que l'aiguille positive dans l'électrolyse des sacs anévrysmaux.

GALVANOCAUSTIQUE THERMIQUE

Lorsque les deux pôles d'une pile sont réunis par un fil métallique fin, le métal s'échauffe, rougit et brûle dans l'air. Le métal qui s'échauffe le plus facilement et qui a l'avantage de ne point se fondre est le platine; c'est pour cela que les fils dont on se sert pour la galvanocaustie sont toujours en platine.

C'est sur ce principe qu'est fondée la galvanocaustique, qui, à vrai dire, n'est qu'une application indirecte de l'électricité à la chirurgie, car le fil, chauffé par le passage d'un courant, n'agit absolument que par sa haute température, et n'a pas d'action particulière qui n'appartienne aussi bien au fer rouge ou au cautère actuel.

Des avantages du galvano-cautère

Le galvano-cautère a sur le cautère actuel de grands avantages, mais qui tiennent uniquement à une application plus facile, et à un maniement plus commode.

La chaleur électrique est plus intense, et peut

être entretenue pendant un temps beaucoup plus long. On peut la renouveler presque instantanément, et sans être obligé de changer quoique ce soit aux instruments.

Un autre avantage assez important consiste dans la facilité avec laquelle on peut porter l'anse galvanocaustique à froid dans des cavités situées profondément ; une fois l'anse bien placée, on ouvre le courant, et l'on obtient aussitôt la cautérisation selon le trajet qu'on a préparé d'avance, d'après la direction du fil.

Mais le grand avantage du galvano-cautère sur les instruments tranchants est dû principalement et presque uniquement à son action hémostatique. Il ne sectionne pas seulement les tissus sur lesquels on l'applique, il a encore la propriété de coaguler par la chaleur l'albumine du sang, et de former ainsi, à l'orifice des vaisseaux sectionnés, un caillot assez consistant, qui empêche une perte de sang que l'on ne peut éviter lorsque l'on se sert des instruments tranchants.

Principes généraux pour l'application de la galvanocaustie

Nous avons vu que le principal avantage du galvano-cautère est la formation d'un caillot sanguin assez résistant pour oblitérer les vaisseaux et empêcher ainsi toute hémorrhagie. Pour arriver à ce résultat, il faut deux conditions :

1° Que la chaleur du galvano-cautère soit assez intense et assez prolongée pour déterminer la coagulation du sang dans des vaisseaux volumineux ;

2° Que la quantité de sang à coaguler en un temps

donné ne soit pas trop considérable, car, malgré la grande élévation de température du galvano-cautère, celui-ci ne peut jamais donner une chaleur suffisante en un temps très-court pour coaguler une grande quantité de sang.

1° Pour obtenir la première condition, il faut que le fil de platine soit chauffé au moins au rouge sombre et que l'opérateur ne sectionne les tissus que *très-lentement*. C'est ce *très-lentement* qui est la base de toute opération galvanocaustique, et tous les autres points sur lesquels on a insisté se réduisent pour ainsi dire à celui-là.

Il n'y a pas d'auteur qui n'ait signalé les avantages de la température rouge sombre et les inconvénients du rouge blanc. Néanmoins si le couteau galvanocaustique ou l'anse de platine, chauffés à cette température, déterminent souvent des hémorrhagies, cela ne tient pas au fait même de la chaleur rouge blanc, mais bien à ce que les opérateurs sont allés trop vite dans la cautérisation des tissus. A cette température, en effet, le fil de platine même très-épais, coupe comme un bistouri et le chirurgien a toujours de la tendance à terminer son opération le plus rapidement possible. Qu'arrive-t-il alors ? Les artères ont été coupées tellement vite, que la chaleur n'a pas eu le temps de se transmettre, et que le caillot n'a pu se former et oblitérer le calibre du vaisseau. Tandis que, lorsque le fil de platine n'est chauffé qu'au rouge sombre, il est impossible d'aller aussi rapidement, les tissus ne sont divisés que peu à peu, et le sang a le temps d'être coagulé. On met ainsi et forcément au moins trois à quatre fois plus de temps qu'en employant la température rouge blanc ; mais si avec celle-ci on veut bien mettre le même temps, on n'aura aucune hémorrhagie et l'eschare sera même plus épaisse. En un mot, excepté dans certaines conditions spéciales, on ne doit pas trop se préoccuper de la température, mais aller lentement, et n'avancer dans la division des tissus qu'en s'assurant que les vaisseaux, déjà sectionnés, ne donnent plus de sang.

Avec le serre-nœud, où l'on agit plus mécaniquement, la température rouge sombre est la meilleure, parce qu'elle ne divise les tissus que lentement, et que l'anse resserre les tissus, les écrase même un peu, avant de les cautériser, ce qui n'aurait pas lieu avec le rouge blanc. Mais, encore une fois, avec de la lenteur et les précautions voulues, on peut avec le rouge blanc éviter toute hémorrhagie ; il y a d'autres points plus importants dont il faut se préoccuper pendant l'opération, celui-là est secondaire, au moins pour ceux qui consentent à aller lentement.

Le couteau galvanocaustique n'est pas un bistouri, c'est ce qu'on oublie trop souvent, et beaucoup de médecins qui ont l'habitude de manier le bistouri, se servent trop du galvano-cautère, comme si c'était un instrument tranchant. Ils arrivent ainsi, presque sûrement, à avoir des hémorrhagies et accusent alors la galvanocaustie, quand leurs moyens d'opérer sont seuls en défaut. Comme l'a écrit M. Bœckel, l'anse galvanocaustique doit être un écraseur cautérisant, et nous ajouterons que le couteau galvanocaustique ne doit jamais être un couteau, mais une lame mousse séparant les tissus par des brûlures successives.

2° Quelle que soit la forme du couteau galvanocaustique que l'on emploie, il ne faut jamais espérer pouvoir en un temps très-court coaguler une grande quantité de sang. Aussi tous les moyens qui permettent de diminuer la masse sanguine dans les tissus qu'on veut cautériser favoriseront l'opération et viendront en aide à l'action hémostatique du galvano-cautère.

Ces moyens sont très-variés et connus de tous. Ce sont d'abord la compression digitale pure et simple, puis la compression par un tube en caoutchouc, la compression directe ou ligature au-dessus du point que l'on doit sectionner. Il y a enfin un dernier mode de compression; c'est celle qui est produite par le fil même qui cautérise, et c'est là un des avantages du serre-nœud et surtout du nœud que l'on peut former avec la pince galvanocaustique.

L'action du galvano-cautère sur les tissus détermine la formation d'eschares. Ces eschares se comportent différemment selon la partie du corps qu'elles occupent, c'est-à-dire selon qu'elles sont exposées à l'air, renfermées dans une cavité muqueuse ou selon qu'elles sont sous-cutanées.

A. Les eschares qui sont exposées à l'air se dessèchent, forment une sorte de croûte qui est éliminée par la suppuration.

B. Celles qui sont situées dans les cavités muqueuses, telles que la bouche, le vagin, le rectum, l'urèthre, etc., se dissocient, se putréfient. Ces eschares amènent quelquefois des hémorrhagies secondaires, de la fièvre et des accidents septicémiques. Il est toujours nécessaire de bien les surveiller et surtout de les désinfecter soit au moyen d'alcool phéniqué, soit avec une solution d'hyposulfite de soude phéniquée.

C. Les eschares complétement sous-cutanées, et parmi celles-ci nous compterons les eschares intrapéritonéales, peuvent se résorber sans suppuration.

Appareils galvanocaustiques

L'appareil le plus employé jusqu'à ce jour est la pile de Grenet. Les différents appareils usités ne sont que des modifications insignifiantes de cette pile.

L'appareil de Grenet se compose d'éléments, zinc et charbon, immergés dans de l'acide sulfurique étendu d'eau, saturé de bichromate de potasse.

Pour rendre constante cette pile à un seul liquide, M. Grenet a eu l'heureuse idée de maintenir ce liquide en agitation par l'insufflation d'une certaine quantité d'air. La pile conserve une grande énergie tant que dure l'insufflation, et l'on peut, en faisant pénétrer dans l'appareil une plus ou moins grande quantité d'air, augmenter ou diminuer l'intensité du courant.

Cet appareil a subi plusieurs modifications, et la plupart des fabricants construisent aujourd'hui des appareils ayant entre eux une grande analogie et où le tube à insufflation a disparu. Il suffit, en effet, d'imprimer des mouvements à l'appareil. Les seules différences qui existent entre ces divers appareils consistent dans la longueur des lames de zinc et dans leur contact avec les charbons.

Pile galvanocaustique de M. Trouvé. — La pile fabriquée par M. Trouvé (fig. 78) se compose de dix couples, zinc et charbon, disposés dans une cage en caoutchouc durci, ayant la forme d'un étrier. Les montants de cette cage sont maintenus par le fond au moyen de deux clavettes, et à la

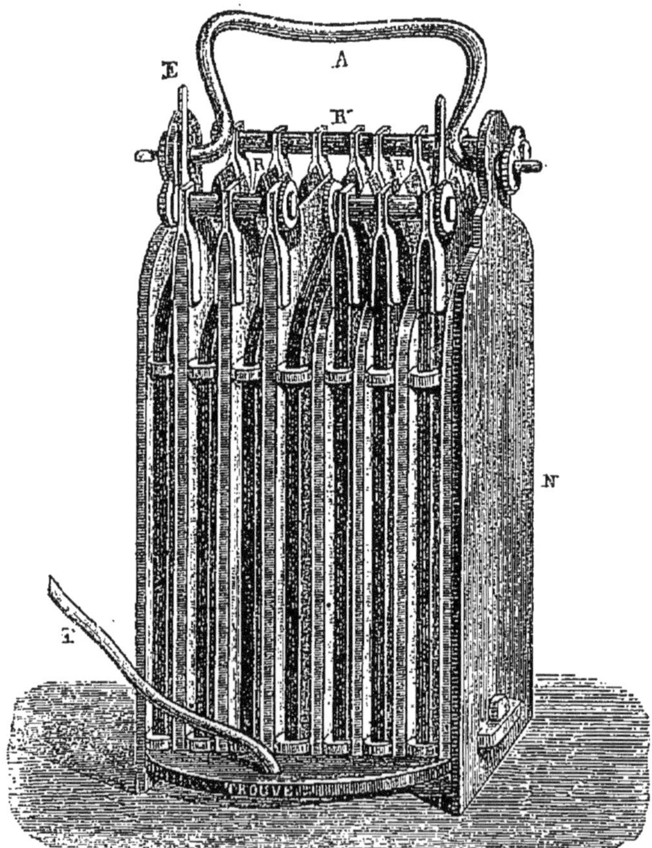

Fig. 78.

partie supérieure par une poignée fixée par des écrous que l'on peut serrer à volonté.

Les couples ont la disposition suivante :

Ils sont divisés en deux séries de cinq couples

chacune : zinc et charbon alternant entre eux, les biseaux tournés en sens inverses. Les deux séries commencent chacune par un charbon et finissent par un zinc.

On les place dans la cage de façon que les deux charbons terminaux soient accolés au centre de la pile et que les deux zincs extrêmes soient aux deux extrémités de la pile contiguë aux plaques de caoutchouc.

La séparation de chaque couple est obtenue au moyen de jarretières en caoutchouc élastique, placées en haut et en bas des charbons.

Leur réunion se fait au moyen de trois contacts mobiles armés de pinces en laiton.

Un de ces contacts, le plus long, porte dix pinces, et se place indistinctement sur l'un ou l'autre côté des éléments de façon que les pinces les plus longues et les plus larges embrassent les charbons et les plus courtes et les plus étroites les zincs.

Pour fixer ces pinces on a le soin d'appuyer assez fortement sur la tige qui les porte en leur imprimant un petit mouvement de va-et-vient destiné à les faire entrer plus facilement.

Les deux autres contacts sont armés de tiges où viendront se placer les rhéophores. On les fixe à l'autre extrémité des éléments. Leur position est déterminée comme pour le premier contact par les dimensions des pinces, c'est-à-dire les longues sur les charbons, les courtes sur les zincs. Les deux écrous qui les tiennent doivent se trouver en dehors.

Appareil galvano caustique de M. Chardin. — Cet appareil (fig. 79) se compose de deux éléments guidés par deux coulisses placées au milieu d'eux dans deux auges en caoutchouc durci, renfermées elles-mêmes dans une boîte en chêne. Chacun de ces éléments est composé de 4 charbons et 3 zincs fixés à une planchette mobile supportant 2 bornes CC′ qui représentent les deux pôles des

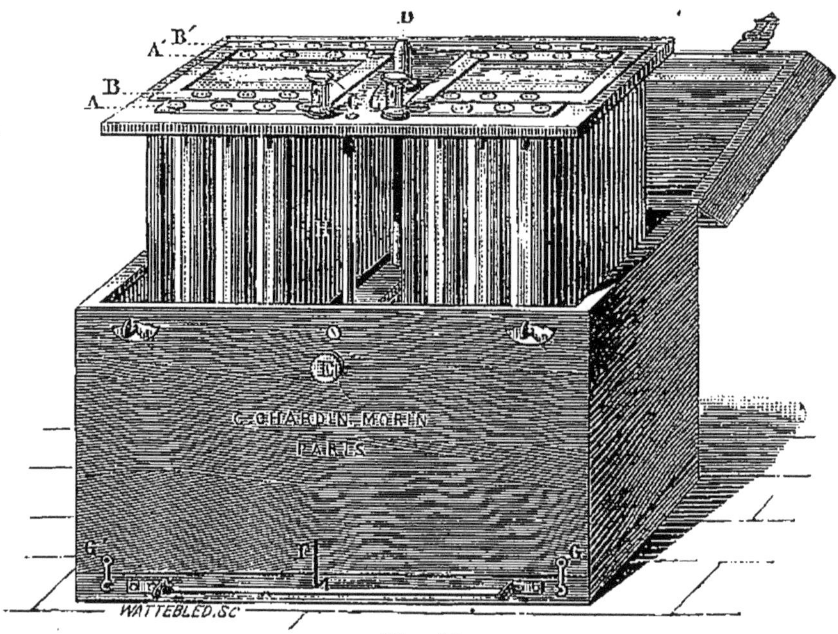

Fig. 79.

piles, et une croix D qui sert à faire monter ou descendre les piles.

Une vis à pression E, placée à l'extérieur de la boîte, permet de maintenir la pile à la hauteur jugée convenable, en venant s'appuyer sur la tige H fixée à la planchette supérieure. Les charbons et les zincs sont maintenus par des écrous, ce qui permet de les remplacer facilement.

Le liquide excitateur est une solution de bichromate de potasse.

PILE DE M. PLANTÉ. — Un des appareils que l'on peut également employer en chirurgie, et surtout pour la petite chirurgie, est la pile de M. Planté.

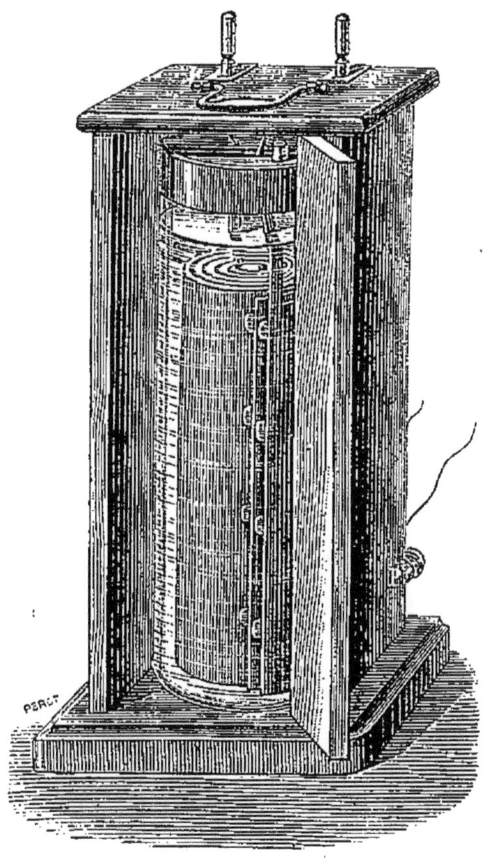

Fig. 80.

Les figures 80 et 81 représentent un de ces couples secondaires ; il est formé de deux longues et larges lames de plomb enroulées en hélice, immergées dans de l'eau acidulée d'un dixième par l'acide sulfurique.

Si l'on fait traverser cet appareil par le courant de deux petits couples de Bunsen ou bien de trois couples au sulfate de cuivre, l'eau, sous l'influence du courant, est décomposée, et il se forme du peroxyde de plomb sur la lame positive. Cette action du courant s'accumule et au bout de dix minutes la quantité d'électricité ainsi condensée est suffisante pour porter à l'incandescence, pendant quatre à cinq mi-

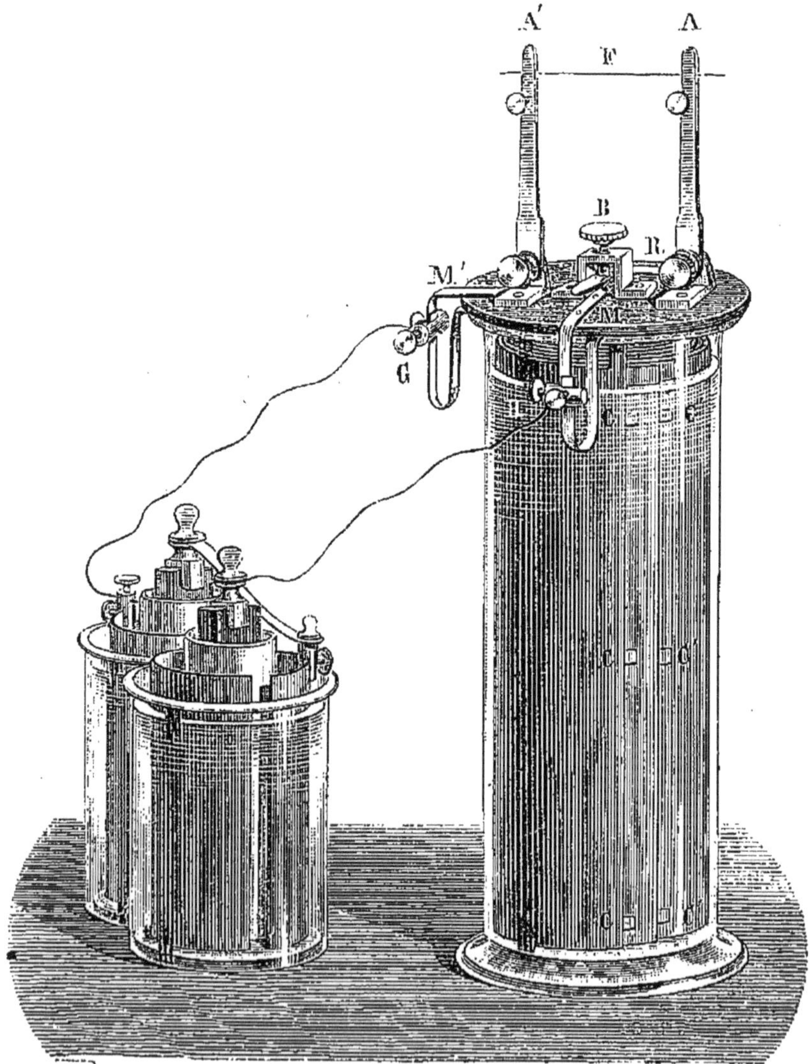

Fig. 81.

nutes, un fil de platine d'un millimètre de diamètre.

L'une des plus curieuses propriétés de cet appareil est qu'il peut conserver la plus grande partie de sa charge pendant plusieurs heures; on peut ainsi, par exemple, charger l'appareil chez soi et en utiliser les effets plusieurs heures après. Ainsi un médecin qui n'aurait à son service qu'un ou deux couples ordinaires pourrait au moyen de cet appareil arriver à obtenir les mêmes effets que ceux que l'on obtient avec 20 ou 30 éléments ou avec les appareils galvanocaustiques ordinaires.

L'intérêt scientifique de cet appareil est justement dans cette accumulation d'électricité. L'électricité qui se dégage de ces deux éléments Bunsen est insuffisante pour faire rougir un fil de platine, mais au moyen de la pile ou du couple secondaire de M. Planté, on emmagasine toute l'électricité qui se dégage pendant quinze minutes; celle-ci, en se reconstituant n'agira guère que pendant 4 à 5 minutes, mais ses effets seront dix fois plus considérables. Ce que l'on perd en durée, on le gagne en force.

Si nous considérons maintenant le côté pratique de cette pile, il est facile d'en comprendre tous les avantages.

Elle permet au praticien de transporter facilement partout où il veut une quantité assez considérable d'électricité, et évite l'événement des manipulations chimiques qui sont toujours désagréables.

Cet appareil, dans tous les cas, ne peut être employé que dans les opérations de courte durée.

Instruments servant à la galvanocaustie

Serre-nœud. — Cet instrument (fig. 82) se compose d'un fil de platine dont les deux extrémités sont enroulées autour d'une vis E. Ce fil forme à l'extrémité du porte-cautère A une anse G destinée à sectionner le pédicule de la tumeur que l'on veut enlever. En tournant la vis E, cette anse diminue ainsi progressivement, jusqu'à devenir nulle.

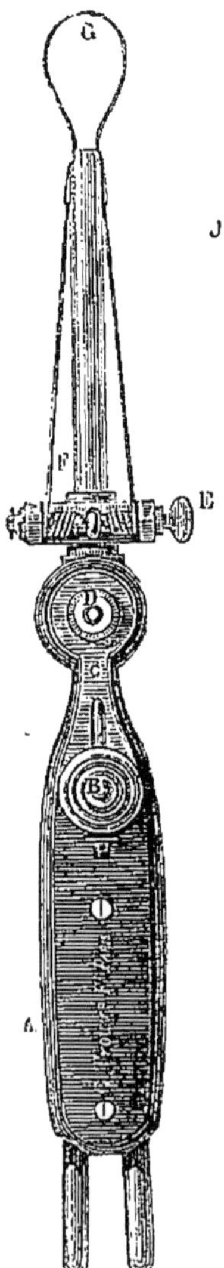

Fig. 82.

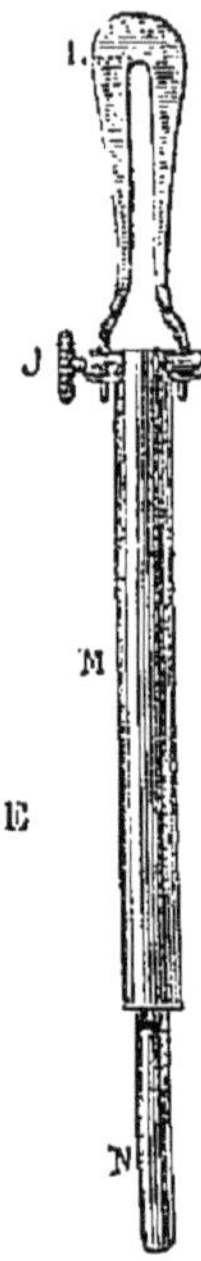

Fig. 84.

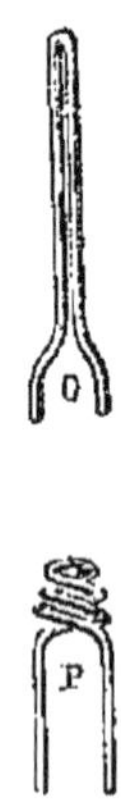

Fig. 83.

Les deux pôles de la pile galvanocaustique viennent s'adapter au porte-cautère en H et I; on livre passage au courant en pressant le bouton B.

Cet instrument est surtout utile lorsque la tumeur que l'on veut enlever est située profondément, comme dans le vagin, le rectum, l'arrière-bouche, etc.

Couteau galvanocaustique. — Ce couteau est formé d'une anse de platine, à bords mousses, recourbée comme le représente la figure 83, et venant s'adapter au porte-cautère M, au moyen de deux vis J et K. On l'emploie dans les cas où la tumeur que l'on veut enlever est plongée dans les tissus et n'est pas pédiculée.

Bouton de feu. — Cet instrument est formé d'un fil de platine P enroulé comme le représente la figure 84, et pouvant également s'adapter à la tige du porte-cautère.

On l'applique, dans les cas d'hémorrhagie, à l'orifice du vaisseau sectionné, afin de déterminer la formation d'un caillot obturateur.

Pince galvanocaustique. — Lorsque la tumeur est superficielle, ou lorsqu'elle peut être facilement atteinte, il est préférable de se servir de la pince galvanocaustique que nous avons fait construire à cet effet.

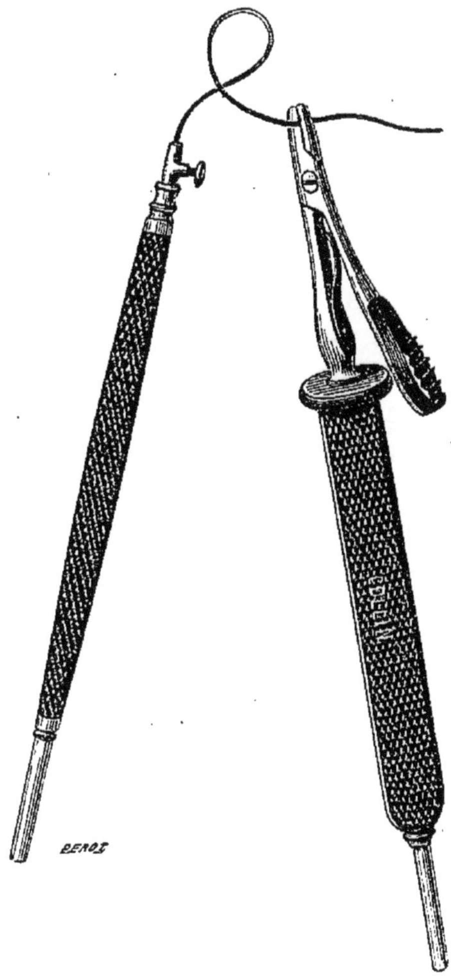

Fig. 85.

Cet instrument (fig. 85) se compose d'une tige droite isolée par un manche de bois qui la recouvre. Cette tige présente à son extrémité une ouverture dans laquelle on peut introduire et fixer le fil de platine. Elle communique avec l'un des pôles de la pile.

L'autre pôle est mis en communication avec une pince en cuivre nickélisé, isolée également par un manche de bois. On saisit le fil de platine avec cette pince, et aussi longtemps que l'on maintient la pression, le courant passe, et dès que l'on cesse cette pression, le courant est subitement interrompu.

Voici les divers avantages de cette pince :

1° Elle permet d'aller saisir le fil de platine immédiatement à sa sortie des tissus, sans être obligé de le ramener au porte-cautère commun, comme dans les appareils ordinaires; de plus, on peut limiter, avec les deux pôles mobiles l'action galvanocaustique exactement dans la partie du fil qui plonge dans les tissus.

2° Elle permet de déterminer des mouvements de va-et-vient, de telle sorte que les parties du fil qui sont externes, et partant plus incandescentes, pénètrent à leur tour dans la plaie, et *vice versa*. L'opérateur est également plus maître de ses mouvements, et peut, selon les cas, diminuer ou augmenter la pression du fil.

3° Enfin on peut, encore mieux qu'avec le serre-nœud, déterminer une forte ligature dans les tissus en faisant croiser les deux bouts du fil, et en tirant en sens inverse, comme cela est indiqué dans la figure 85. On obtient ainsi une pression égale sur tous les points.

Sonde galvanocaustique. — Nous avons fait construire dans le même but une sonde qui pourrait servir dans certains trajets fistuleux, ou même pour la cautérisation de canaux, tels que l'urèthre, car elle permet de ne cautériser que l'endroit rétréci.

Elle se compose de deux tiges de cuivre, ou mieux d'argent. La tige inférieure occupe toute la longueur et se termine sur un pas de vis sur lequel peut se visser une petite sonde conductrice. Derrière ce pas de vis, commence la tige supérieure qui, à 5 ou 6 millimètres en arrière, est interceptée par une petite lame de platine coudée, de 2 à 3 centimètres de longueur : en arrière de cette lame, la tige se continue (fig. 86).

On met chacune de ces tiges en contact avec l'un des pôles de la pile. Le courant passe par la tige inférieure et revient par la tige supérieure.

La portion de ce parcours formée par la lame de platine rougit, et nous avons cherché à profiter de ce que l'échauffement se fait en premier lieu et est le plus considérable, au sommet du coude formé par le platine.

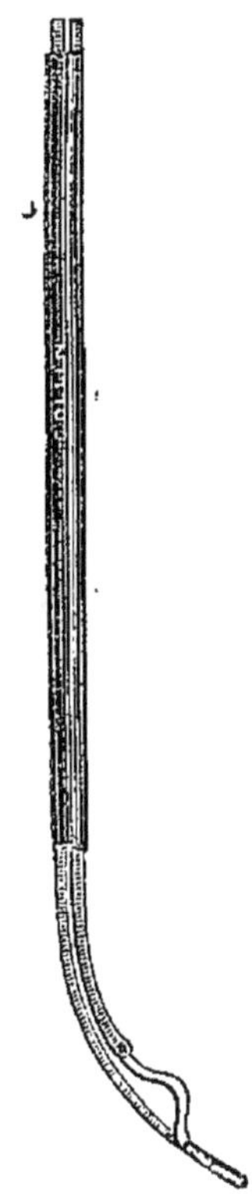

Fig. 86.

Voici alors comment on procède dans le cas de rétrécissement.

On visse la sonde galvanocaustique à la petite sonde conductrice, et l'on introduit celle-ci lentement dans le canal de l'urèthre, jusqu'à ce que l'on rencontre le rétrécissement.

En ce point, la sonde galvanocaustique, à cause

de son diamètre, ne peut plus avancer; on met alors en communication la sonde avec le courant électrique, et la lame de platine, et surtout le coude déterminé par son inflexion, rougit, et par suite de la pression que l'on continue, pénètre dans le rétrécissement et le sectionne d'avant en arrière.

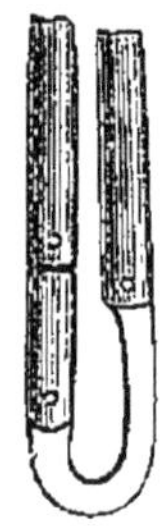

Fig. 87.

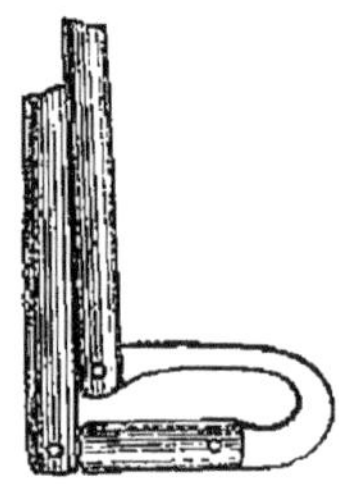

Fig. 88.

PETIT CAUTÈRE POUR LE RÉTRÉCISSEMENT DE L'ŒSOPHAGE OU DU RECTUM. — Cet instrument est formé de deux tiges de cuivre dont les extrémités sont articulées avec une lame de platine (fig. 87). La direction des tiges de cuivre pour franchir le rétrécissement.

Une fois le rétrécissement franchi, un mouvement de bascule, que l'on détermine en tirant sur l'une des tiges en cuivre, fait relever la lame de platine et la met à angle droit avec les tiges de cuivre qui la supportent (fig. 88). On attire alors l'instrument, la lame de platine vient buter contre le rétrécissement: à ce moment-là, on fait passer le courant et l'on sectionne ainsi le rétrécissement.

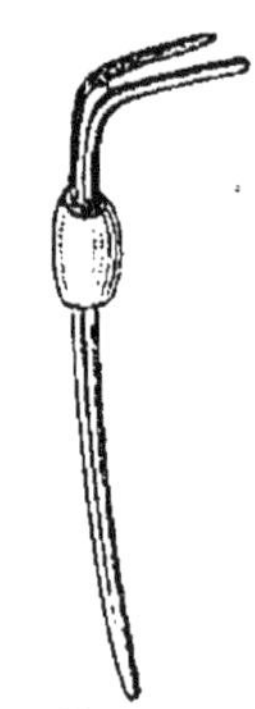

Fig. 89.

SONDE LACRYMALE. — Cet instrument s'applique surtout aux suppurations chroniques du sac lacrymal ou aux rétrécissements du canal nasal, qui ont resisté aux traitements que l'on emploie d'ordinaire. Il a le calibre d'une sonde ordinaire.

Il se compose (fig. 89) d'une anse de platine d'un

centimètre de longueur environ, dont les deux extrémités se continuent par deux fils de cuivre ou mieux d'argent, isolés l'un de l'autre et parallèles. Chacun de ces fils est mis en communication avec l'un des pôles de la pile, par l'intermédiaire du porte-cautère. Le cuivre ou l'argent ne s'échauffent que légèrement, tandis que le platine arrive promptement au rouge blanc. On peut ainsi, au moyen de cette sonde, arriver jusqu'au rétrécissement, et ne cautériser que le point rétréci.

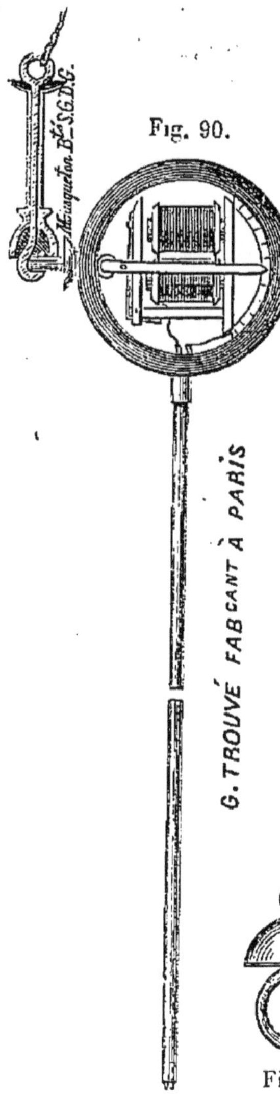

Fig. 90.

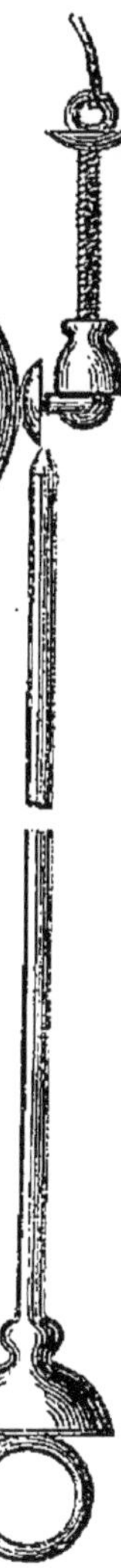

Fig. 91.

Exploratateur électrique de M. Trouvé. — Cet appareil, destiné à reconnaître la présence d'un projectile dans une plaie, se compose : 1° d'une sonde exploratrice ; 2° d'un appareil révélateur. La sonde exploratrice (fig. 91) est une canule rigide ou souple, qui sert à faire l'exploration préalable de la plaie et facilite l'introduction des appareils explorateurs. L'appareil révélateur (fig. 90) contient un électro-aimant très-petit disposé pour fonctionner en trembleur et communiquant, au moyen de mousquetons spéciaux, avec les pôles d'une petite pile. Un stylet qui s'ajuste à frottement au révélateur et le complète est formé de deux tiges métalliques très-isolées l'une de l'autre, renfermées dans un tube protecteur commun, et terminées par des pointes aiguës qui font une saillie de quelques millimètres en dehors de leurs enveloppes. Les deux tiges du stylet font partie du circuit électrique de la pile et de l'électro-aimant ; il suffit qu'un corps conducteur soit en contact avec les pointes pour que ce circuit soit complet et que le courant passe en faisant vibrer le trembleur.

Pour se servir de l'appareil, la sonde exploratrice étant déjà introduite dans la plaie jusqu'au corps résistant que l'on soupçonne être le projectile, on retire le mandrin de la sonde, et l'on introduit à la place le stylet du révélateur. Dès que l'extrémité de celui-ci se trouve en contact avec le corps métallique, le courant passe et le trembleur est mis en mouvement.

TABLE DES MATIÈRES

Paris. — Imprimerie Motteroz, 32, rue du Dragon.

DU MÊME AUTEUR

Études critiques et expérimentales sur l'occlusion des orifices auriculo-ventriculaires. 1865.

Étude critique des tracés obtenus avec le cardiographe et le sphygmographe, en collaboration avec M. Ch. Viry, ingénieur. 1866.

De la théorie dynamique de la chaleur dans les sciences biologiques. Paris, 1866, Ouvrage couronné par la Société de biologie.

Expériences sur la genèse des leucocytes et sur la génération spontanée. 1867.

De la vibration nerveuse et de l'action réflexe dans les phénomènes intellectuels. 1868.

Des mouvements de l'intestin. — De la contraction des fibres lisses. — Influence des courants électriques sur le système nerveux. — Expériences sur les mouvements choréiques. — Influence des courants électriques sur l'élimination de l'urée, en colloboration avec M. Ch. Legros, professeur agrégé à la faculté de médecine, 1869-1870 (Médaille d'or de l'Académie des sciences, 1870).

Recherches expérimentales sur les phénomènes consécutifs à l'ablation du cerveau et sur les mouvements de rotation. 1872.

Recherches expérimentales sur la physiologie des nerfs pneumogastriques, en collaboration avec M. Ch. Legros (Extrait du *Journal d'anat. et de phys.* de M. Ch. Robin, novembre 1872.)

Contribution à l'étude de la septicémie. 1873.

Du langage considéré comme phénomène automatique et d'un centre nerveux phono-moteur. 1873.

Des congestions actives et de la contraction autonome des vaisseaux. 1874.

Traité d'électricité médicale, en colloboration avec Ch. Legros 141 figures intercalées dans le texte. Prix : 12 fr.

De l'emploi de l'électricité comme moyen de diagnostic. Brochure.

Deux leçons sur l'emploi médical de l'électricité, faites à l'hôpital de la Salpêtrière.

Des différences d'action physiologique entre l'extra-courant et les courants induits, et entre les courants induits de la même bobine, selon la nature du fil métallique. 1874.

De la différence d'action des courants induits et des courants continus sur l'organisme. 1874 et 1875.

Des courants électro-capillaires déterminés par les coustiques. 1875.

Des déformations de la plante des pieds, spécialement chez les enfants, dans les affections atrophiques et paralytiques de la jambe (1876.)

Des contractures. (Art. du Dictionnaire encyclopédique, 1877.)

Des erreurs commises dans les expériences physiologiques par l'emploi de l'électricité. 1877.

www.ingramcontent.com/pod-product-compliance
Ingram Content Group UK Ltd.
Pitfield, Milton Keynes, MK11 3LW, UK
UKHW031837260826
14628UKWH00001B/434

9 782014 108583